Psychiatric Treatment of
Developmental Trauma Disorder and Complex PTSD

発達性トラウマ障害と複雑性PTSDの治療

TOSHIRO SUGIYAMA
杉山 登志郎

誠信書房

目次

序　章　トラウマ処理を学ぶ……3
　　　Ⅰ　あいち小児センター「子そだて支援外来」の開設　3
　　　Ⅱ　症例：トラウマ処理を学ぶきっかけとなった家族の治療
　　　　　　6
　　　Ⅲ　EMDRを学ぶ　8

第1章　発達障害から発達性トラウマ障害へ……11
　　　Ⅰ　子ども虐待と発達障害との複雑な絡み合い　11
　　　Ⅱ　もう一つの子ども虐待の後遺症
　　　　　　――解離性障害とフラッシュバック　14
　　　Ⅲ　第四の発達障害　15
　　　Ⅳ　ASD未診断の親と被虐待の既往　17
　　　Ⅴ　親の側の気分障害の存在と被虐待の既往　18
　　　Ⅵ　トラウマによって発達障害は起きるか　20
　　　Ⅶ　自閉症とASD／ADHD　22

第2章　発達性トラウマ障害と複雑性PTSD……25
　　　Ⅰ　症例：著しい不適応が認められた発達障害の男児と
　　　　　　精神科受診中の両親　25
　　　Ⅱ　母親への併行治療　28
　　　Ⅲ　発達障害臨床でしばしば出会う難治性の親子例　31
　　　Ⅳ　複雑性PTSDの臨床像　33
　　　Ⅴ　発達性トラウマ障害の臨床像　38

Ⅵ　国際的診断基準用の発達性トラウマ障害の診断基準　40

第3章　少量処方 ………………………………………………………43

　　Ⅰ　少量処方への気づき　43
　　Ⅱ　症例：少量処方を用いた40歳台女性と小学生女児　45

　　　　1．40歳台女性F　45／2．小学生女児G　46

　　Ⅲ　なぜ少量処方が有効なのか　47
　　Ⅳ　複雑性PTSDへの薬物療法　49

第4章　複雑性PTSDへのEMDRによる治療 ……………55

　　Ⅰ　EMDRのプロトコールとチャンスEMDR　55

　　　　1．EMDRの通常のプロトコール　55／2．ASDのトラウマ処理：チャンスEMDR　56

　　Ⅱ　複雑性PTSD症例へのトラウマ処理の試行錯誤　57
　　Ⅲ　パルサーによる4セット法　58
　　Ⅳ　症例：激しいDV被害を受けた親子の併行治療　61

　　　　1．7歳男児Hの治療　61／2．妹Jの治療　62／3．母親Iの治療　63／4．親子併行治療のまとめ　65

　　Ⅴ　さらなる技法の工夫が必要な場合　66

　　　　1．極めて重症な性的虐待症例　66／2．難治性の嘔吐反応　67／3．ゆっくりと処理が進む処理速度の遅いASD　68／4．暴言のフラッシュバックが残遺する場合　69／5．パルサーを用いたその他のさまざまな処理の工夫　69

　　Ⅵ　簡易処理による治療の変化　71

第5章 複雑性PTSDへの手動処理による治療パッケージ ……………75

  Ⅰ さまざまなトラウマ処理の技法 *75*
  Ⅱ トップダウンのトラウマ処理法 *76*
  Ⅲ ボトムアップのトラウマ処理法 *78*

    1．EMDR *78*　／　2．ブレインスポッティング *78*　／　3．ホログラフィートーク *79*　／　4．自我状態療法 *80*　／　5．ソマティック・エクスペリエンシング *80*　／　6．ボディコネクトセラピー *80*　／　7．思考場療法 *81*

  Ⅳ なぜ治療パッケージを考えるようになったのか *81*
  Ⅴ 複雑性PTSDへの簡易型処理を中核とする治療パッケージ *84*

    1．アルゴリズム *84*　／　2．少量処方パッケージ：TS処方 *84*　／　3．治療前にチェックが必要な病態 *87*　／　4．手動によるトラウマ処理の実際 *88*

第6章 自我状態療法 ……………95

  Ⅰ 多重人格生成の病理 *95*
  Ⅱ 自我状態療法の概要 *97*
  Ⅲ 自我状態療法簡易版 *99*
  Ⅳ トラウマ処理を行う順番と治療目標 *101*
  Ⅴ 症例：自我状態療法によって治療を行った解離性障害をもつ20歳台の女性 *102*
  Ⅵ トラウマに蓋をするだけでは治療にならない *105*

あとがき *107*
文献一覧 *109*
索　　引 *115*

発達性トラウマ障害と
複雑性 PTSD の治療

序章

トラウマ処理を学ぶ

I　あいち小児センター「子そだて支援外来」の開設

　筆者は2001年,新しく発足した愛知県立の子ども病院「あいち小児保健医療総合センター」(以下あいち小児センター)に心療科(児童精神科)の部長として就任した。筆者はこの新しい子ども病院に,子ども虐待の専門外来である「子育て支援外来」を開設した。わが国の子ども病院において初めての試みである。筆者はこの病院が,子ども虐待治療センターとして働くために,すでにさまざまな準備を行っていた。

　このあいち小児センターにおいて,心療科が病院の柱の一つとなったことは特筆すべきである。児童精神科はニードが高いわりに,その非採算性のために,子ども病院といえども開設されていないところが少なくない。あいち小児センターでは,心療科に最初から複数のスタッフ(常勤4名および複数のレジデント)が与えられた。さらに臨床心理チームが独立セクションとなっており,臨床心理部門は医師の定員よりも多い常勤5名というスタッフが組まれた。心理士は,それぞれ専門性が極めて高い者を選任し,他の人に置き換えられない専門家として県職員心理士のローテーションから外し,医師とともに心療科の臨床を担ってもらった。

あいち小児センターのもっとも特徴的な点は、なかに小児保健センターをもつことである。筆者は、この院内小児保健センターのチーフと心療科（児童精神科）の部長を兼務した。後になってみると、この立場は、子ども虐待への対応を行う上で大きなプラスになった。小児保健センターには常勤の医師と、保健師、ソーシャルワーカーがいて、保健師5名中2名は虐待対応保健師として、子ども虐待治療の外支えの役割を担った。われわれは、親の側にも積極的にカルテを作り、親子の平行治療に取り組んだ。加虐側の親もその多くは元被虐待児で、しかもトラウマについては未治療である。子どもだけの治療を行っても、親がよくならなければ、家庭生活すら困難になってしまう。虐待対応保健師は日常的な親からの相談だけでなく、家庭が危機状況に陥ったときの緊急対応も担ってくれた。この保健師による親への支えというバックアップがなければ、重症例が大集合するなかで、事故が起きても不思議ではなかったと思う。院内小児保健センターは、院内のソーシャルワーカーとともに、虐待ネットワーク会議をはじめ、児童相談所や地域の学校、自治体の福祉担当者、児童委員など、地域との連携の窓口としても働いた。

筆者にとって幸運であったのは、この新しい子ども病院の設計から関わったことである。あいち小児センター心療科病棟は、閉鎖ユニットをもつ小児科病棟というユニークな構造をとった。閉鎖ユニットというのは、常時、鍵が掛けられていて、自由に出入りができない治療エリアである。このような病棟が必要な理由は、子どもを保護するためである。被虐待児において、虐待的対人関係を反復する傾向が認められることは、しばしば指摘されてきた（西澤, 1994）。すべての対人関係が、支配・被支配という形をとりやすいのである。また反抗挑戦性障害（いわゆる大人に逆らう生意気な子ども）は極めて一般的で、挑発を繰り返し、周囲を故意に苛立たせているように見えることもある。なにより被虐待児は多動で、ハイテンションの者が多い。これは本書のテーマである発達性トラウマ障害の基

本的症状の一つであり、被虐待という警戒警報が出続ける生活のなかにあって、過覚醒状態が常在化しているためである。詳細は後述するとして、この過覚醒は解離性の意識変容を伴い、スイッチング（人格交代様の変化、消極的なモードから攻撃的なモードに急に切り替わるなどの現象）が見られるため、容易に「キレ」て、激しい攻撃行動の噴出が生じ、しかも落ち着いた後には、なぜ暴れたのかさえ覚えていない。言い換えると、激しい行動化とその後の解離による健忘を生じるのである。こうして体験がつながらず、同じ問題行動が何度でも繰り返されることになる。

つまり、この子どもたちを治療するとなると、すべての問題行動を止めるという強い姿勢と（亀岡, 2002）、生活する場の枠組みが必要になる。暴力やさらに性化行動など、入院中の子どもたちが相互に、絶えず脅威にさらされる環境下では、こころの治療は不可能である。被虐待児の入院治療（保護施設への入所でも事情はまったく同じである）においては、スタッフの数や病棟の作りを含めた構造そのものに大きな意味が存在する。鍵のかかった閉鎖環境で子どもを治療するというのは、子どもを病棟の壁を利用してしっかりと抱きかかえることに他ならない。しかし、子どもの人権や自由は、もちろん尊重されなくてはならない。それを極力損なうことなく、その上で治療をきちんと推進するため、われわれは精神保健法を基盤とした病棟の運営規定を作り、センター内倫理委員会の承認を得た。また、子どもたちには入院の都度、病棟生活の説明を細かに行い、子ども自身の同意を得るようにした。

これだけの用意をしてもなお、子ども虐待臨床は困難の連続であった。筆者は、子ども虐待の症例に未経験であったわけではない。むしろ児童精神科医としては数多く治療を行ってきた方である。しかしながら、これまでの治療経験はあっさりと吹き飛ばされてしまった。重症例を中心にケアを行っているとはいえ、子ども虐待の子どもとその親の治療に正面から向かい合ってみて、その重症度は当初の筆者の予想をはるかに超えていた

（杉山，2009）。後の議論に直結するので，筆者がトラウマ処理という特殊な精神療法を学ぶきっかけになった症例について述べる。

　筆者はこれまで啓発的な本においても，極力症例の紹介を行ってきた。臨床というフィールドワークの上で，記述が理屈優先にならないためである。この本で取り上げる症例は，すべて公表の許可を子どもとその養育者から得ているが，匿名性を保つために細部を大幅に改変している。一つの理念型としてお読みいただければ幸いである。

II　症例：トラウマ処理を学ぶきっかけとなった家族の治療

　受診してきたのは，子育てが困難という理由の7歳の小さな女の子Aだった。Aの実母は不安定な家庭に育ち，その父親から虐待を受け，養護施設で暮らしたこともあるという。患児Aが生まれた直後から，実母はAを可愛くないと感じ，泣いていてもベッドに放置したまま世話をしないなど，ネグレクト状態であったようである。Aは幼児期から，逆上した実母に首を絞められたことが何度もあるという。その後，弟（B）が生まれた。Aが4歳のときに，子どもへの虐待をめぐって両親が対立し離婚した。そしてAとBは父親に育てられることになった。

　その後，AとBの父親はCと出会い再婚した。新しく二人の母親となったCも，元被虐待児であった。Cの父は酒乱で，勝ち気な娘Cに対して子どもの頃から激しい暴力をふるい，Cをかばう母に対しても暴力をふるった。小学校高学年から中学まで，些細なことで父に激しく殴られることが続き，Cは中学から家出を何度も繰り返していた。Cの最初の夫は酒が入ると暴力的になる人で，Cはその夫に見切りをつけ離婚し，その後，Aの父親と出会ったのである。こうしてAの父親とCは再婚したのだが，すると今度は，CからAやBへの虐待が生じるようになった。こ

の時点で受診になったのである。

　この症例において，子ども（つまりAとB）の精神療法は心理士が担当し，筆者は継母となったCの精神療法を担当した。筆者はユング派の分析家シュピーゲルマン（Spiegelman, J.M.）から教育分析を受け，これまで重症の症例に関しては大人，子ども問わず，夢や絵など，イメージを用いた精神療法を行ってきた。Cに対しても，夢を用いた治療を実施した。すると象徴的な夢が毎回語られ，抑うつは軽快したが，子どもへの虐待は止まらなかった。そのうち筆者は，次のような現象が起きているのに気づいた。しばしば夢のなかに，Cの原家族をめぐる夢が現れ，現在のCの親子関係がそれに重なる。それを治療で取り上げるなかで，治療者としては，治療が深まったと感じられる。ところが次の回に確認すると，前回のセッションの記憶が見事に飛んでいる。一体何が起きているのだろう。精神療法のなかで深い介入が行われたその瞬間，Cの側に強烈なフラッシュバックが生じ，治療過程の記憶を吹き飛ばすのである。この状況が繰り返され，治療は堂々巡りの様相を呈することになった。結局，Aの父親とCは離婚し，Cの治療は離婚によって中断となった。

　その後の子どもたちの経過について簡略に記す。Aは3回の入院治療を行い，日常生活の不適応はなく，解離性障害も改善し，高校生年齢にさしかかる頃にはほぼ完全寛解に至った。Bもまた3回の入院治療を行った。Bには非常に重度の解離性障害が見られ，一時期は刻一刻と意識状態が変容する状況が見られた。しかし長い治療を経て，解離性障害の主症状である，「忘れる，止まる，暴れる」（これは，われわれがBに治療の対象として提示していたことでもある）は改善し，中学生になる頃には完全寛解に至った。再離婚後，Aの父親は祖父母の援助を受けながら必死の子育てを続け，この父親の努力によって家族はようやく安定を得たのである。

III　EMDRを学ぶ

　この症例は，筆者には深い衝撃となった。Cへの治療は進んだのに治療にならなかったからである。長い長い時間をかければ，それなりに進展が得られることは疑いない。しかし，その間に子どもの側は完成された被虐待児になってしまう。重いトラウマを核に抱える症例の場合，深い介入であればあるほど，それがフラッシュバックを引き起こし，そのために治療の堂々巡りが起きてしまう。フロイトが「快原理の彼岸」において反復強迫と述べていたのはこの現象を指していたのか，と思い当たった。このような症例の場合，トラウマそのものに焦点を当てた治療を行う必要があるのだ。

　トラウマへの治療としてその当時，有効性に関するエビデンスをもつ治療法は，認知行動療法（CBT）による遷延曝露法（Prolonged Exposure Therapy）(Foa et al., 2007) と EMDR (Eye Movement Desensitization and Reprocessing：眼球運動による脱感作と再処理治療) (Shapiro, 2001) のみであった。筆者は EMDR を導入した。CBT の曝露法を行うとなると，トラウマの言語化が必須になるが，筆者が担当する子どもや発達障害の患者の場合，トラウマの言語化そのものが非常に困難な場合が多いので，やむを得ざる選択であった。そうして EMDR の講習を受け，実際に臨床に用いてみて，その効果に驚嘆した。筆者は，トラウマ処理という特殊な領域に強く魅せられることになる。

　先走った話になるが，一般的な EMDR では難治であるのが，解離のレベルが非常に高い，解離性同一性障害，つまり多重人格の症例である。筆者は EMDR のトレーニングに引き続き，多重人格への治療技法である自我状態療法の講習を受け，広義の臨床催眠に属するこの特殊な治療技法を学んだ。そうして再度，難治性と考えていた多重人格の症例の治療が，安

全に速やかに進むことに驚嘆した。さらに，トラウマ処理を積極的に治療に取り入れていくなかで，これまで長い間探し求めていた自閉症のタイムスリップ現象（杉山，1994）に対する治療法が見つかるという，筆者にとっては大発見もあった。筆者は正直なところ，50歳を過ぎて自分の精神科医としての力量が上がる可能性など，まったく考えていなかった。トラウマ処理を学んだ後，治療の技が広がったと感じ，なんと傲慢だったのだろうと深く恥じることになった。臨床医たるもの，一生が治療技術の革新と探求である。それを怠ると，あっという間に時代の要請に応えることができない，「慢性精神科医」という遺物に成り下がってしまう。

筆者のもとには，発達障害と深刻なトラウマとの併存症例がつぎつぎ紹介され，大集合をするようになった。そうして数多くの被虐待児とその家族の治療を行うなかで，筆者は短時間で実施が可能な，そしてなにより安全な治療手技がないか，試行錯誤を繰り返すことになる。本書の後半において，その手技について詳述する。

もう一つ触れておきたいことがある。後に登場する，「チャンスEMDR」とわれわれが呼んでいる技法がある。自閉症スペクトラム障害の子どもたちに用いるために，EMDRの標準的な手技から強く変形した治療技法であるので，この手技にEMDRの名前を付さなくてもよいのではないかと，トラウマ処理を実践している若手の治療者たちから言われることがある。だが筆者はEMDRの衝撃があまりに強く，この特異な治療法をほとんど一人で組み上げたフランシーヌ・シャピロ（Francine Shapiro）という治療者に対する深い畏敬の念から離れることができない。筆者のささやかな工夫などすべて，シャピロのEMDRの派生形であり，またそこにつながっていると信じるのである。

トラウマ治療の具体的な手技について述べる前に，次章において，子ども虐待によって生じる発達性トラウマ障害の複雑な臨床像について鳥瞰しておきたい。

第1章 発達障害から発達性トラウマ障害へ

I　子ども虐待と発達障害との複雑な絡み合い

　筆者があいち小児センターにおいて，子ども虐待の専門外来を開設したことを前章で述べた。この外来を開設し真っ先に驚いたことは，受診する被虐待児に，発達障害と診断される子どもが少なくないことであった。少なくないというレベルではない。あいち小児センター子育て支援外来における10年間の統計資料では，1,110名の被虐待児のうち，自閉症スペクトラム障害（Autism Spectrum Disorder：ASD）と診断された子ども323名（全体の29％），ASDを除外した注意欠如／多動性障害（ADHD）174名（16％），ASDとADHDを除外した知的障害95名（9％）であり，発達障害診断の子どもは592名と，全体の53％を占めていた。ASDのうちの9割までが高機能群であり，この群が子ども虐待の高リスク群であることが明らかになった（杉山，2016b）。

　ASDに非行が併存した者と，非行の認められない者との比較を行ってみると，子ども虐待の既往に関して大きな有意差が見られた（Kawakami et al., 2012）。またADHDに関して，15歳以上の自験例60名について，子ども虐待の有無と反抗挑戦性障害および素行障害の有無に関して検討を

行うと，高い有意差（$\chi^2(f=2)=33.5\ p<.01$）で，子ども虐待の既往のあるものにおいて非行が多いことも明らかになった（杉山，2015）。発達障害に子ども虐待が掛け算になった症例において，非行の率が跳ね上がるのである。

　一方この議論が複雑になるのは，子ども虐待の後遺症である反応性愛着障害において，発達障害に非常によく似た臨床像を呈することが以前から指摘されており，ニワトリ・タマゴ論争を引き起こすからである。愛着障害のイメージを混乱させる元凶が，「愛着」という呼称である。Attachmentを愛着と訳したのであるが，もともとの意味は子どもが養育者にくっつこうとする行動に他ならない。このくっつき行動は0歳後半から2歳代の乳幼児が不安に駆られたとき，養育者にくっついて「安心」をもらうために行われる。この時期は，探索が始まる時期でもある。新しい世界に夢中になって探索するうちに子どもは不安に駆られ，養育者のところに駆け戻る。そしてくっつくことで安心を提供され，再度探索に出かけていく。この行動が繰り返される過程で，養育者の存在が幼児のなかに内在化され，目の前に存在しなくても，そのイメージを想起するだけで，不安に駆られなくなってくる。これが愛着の形成である。

　反応性愛着障害とは，子どもがこの「安心」感を得られない状態で育ったときの後遺症である。極端なネグレクト状態に置かれた子どもにおいて，ASDと鑑別が困難な状態になる場合がある。筆者はこのような子どもをチャウシェスク型自閉症と呼んできた。旧ルーマニアのチャウシェスク政権下で，多くのストリート・チルドレンが生じ，その多くが非常に劣悪な環境の孤児院に収容され生活を送ることになった。この極端なネグレクト状態で育つ子どものなかに，自閉症の症状が多く見られたという歴史的事実による。ルーマニアから他国へ里子に行った子どもたちを対象とした有名な一連の研究があり，一つはロンドン大学のERA研究（English and Romanian Adoptees study），もう一つはBEIP研究（The Bucharest

Early Intervention Project）（McGoron et al., 2012）である。ERA 研究では，極端なネグレクトによって，ASD の症状をはじめとする発達障害が生じることが示されている。

　このような症例を筆者は，あいち小児センターにおいて 30 例あまりを経験した。このグループに対して治療的な関わりをしながらフォローアップをしていくと，あるものは臨床像が大きく変化し，重篤な愛着障害児であったことがわかる。一方あるものはこのような変化がなく，子ども虐待の前にすでに ASD の基盤があった子どもと識別できる。しかし筆者の経験では，ASD から愛着障害への診断変更があった最年長は 8 歳であり，9 歳以上にそのような例が見当たらなかった（杉山，2007）。つまり臨界点があるようなのだ。筆者がチャウシェスク型自閉症と呼ぶこのグループは，DSM-5（APA, 2013）で反応性愛着障害と呼ばれている病態にほぼ一致する。

　しかし一般的には，このような症例は，より軽症の対人関係障害を呈することになる。この場合，緊張と警戒が続くなかで育つ結果，誰彼かまわず人にくっつく子どもが育つ。特に学童期には，落ち着きのなさや集中困難として現れるので，ADHD に非常によく似た状態を呈する。DSM-5 では，脱抑制型対人交流障害（Disinhibited Social Engagement Disorder）という新たな診断基準がもうけられた。安心がない状態で育つのであるから，共感や社会性にも当然ながら欠落を生じることになる。つまり単なる ADHD ではなく，ADHD および ASD の臨床像を呈するのである。

　本書では，愛着障害によって生じるこの反応性愛着障害と脱抑制型対人交流障害，二つの病態について特に付記がない場合には，単に愛着障害と記し，区別をつけていない。

II　もう一つの子ども虐待の後遺症
　　——解離性障害とフラッシュバック

　子ども虐待の症例に認められる併存症で、愛着障害よりも頻度が高い後遺症が、解離性障害である。解離とは、心身の統一がバラバラになる現象である。非常に苦痛を伴う体験をしたとき、こころのサーキット・ブレーカーが落ちてしまうかのように、意識を身体から切り離すという安全装置が働くことが、もともとの基盤になっている。この解離によってトラウマ記憶はしばしば健忘を残す。その一方で、このトラウマ記憶は、フラッシュバックという形で突然想起される。フラッシュバックは、些細な引き金によって引き出される。これは思い出すのではなく、強烈な再体験である。上岡ら（2010）はフラッシュバックを「どこでもドア」と形容している。どこにいても、いつであっても、ドアが開けられるとそのトラウマ場面のなかに立ち竦んでいるのである。

　子ども虐待の治療に従事するなかで、このフラッシュバックが、従来考えられていたよりも広い範囲で生じることに、われわれは気づいた。

　言語的フラッシュバックは、虐待者から言われたことのフラッシュバックで、子どもが些細なことから切れて、急に目つきが鋭くなり低い声で「殺してやる」などと言う現象である。認知・思考的フラッシュバックは、虐待者に押しつけられた考えの再生で、「自分は何をやっても駄目だ」などの考えが繰り返し浮かぶことである。行動的フラッシュバックは、俗に言う「キレ」る状態で、急に暴れ出す、殴りかかるなど虐待場面の再現である。生理的フラッシュバックは、子どもが首を絞められたときのことを語っている際に、首を絞めた加害者の手の跡が首の周りに浮かぶという不思議な現象である。解離性幻覚は、辛い体験を自己意識から切り離したとき、そこにフラッシュバックが起きると、その辛い体験が外から聞こえた

り，外に見えたりすることになって生じる解離性の幻覚である（杉山，2007）。このような幻覚（われわれはお化けの声，お化けの姿と呼んでいる）は，被虐待の既往をもつものにしばしば認められる現象であるが，統合失調症と誤診されることも少なくない。

III　第四の発達障害

21世紀になって脳科学の進展とともに，子ども虐待というトラウマの影響が，脳に器質的，機能的な変化を引き起こすことが明らかになった。友田による一連の研究（友田，2011；友田ら，2018）では，性的虐待における後頭葉の萎縮，および脳梁の萎縮，暴言被曝による側頭葉の肥大，複合的虐待による海馬の萎縮など，一般の発達障害よりも脳にはるかに広大な異常が認められた。筆者は子ども虐待の後遺症の深刻さに驚くと同時に，これこそがこれまでわが国において，子ども虐待への対応に失敗した理由だと確信するようになった。わが国は，子ども虐待の後遺症を甘く見ていたのだ。そうでなければ，児童養護施設に非常勤の心理士を配置し，被虐待児の治療的対応を行うといったアイデアが出てくるはずもない。ASD以上に重症な（こころの傷ならぬ）脳の傷を抱える彼らを，非常勤の心理士による一般的な心理治療によって治療するというのは，プレイセラピーのみでASDやADHDを治療しようというのと同じ発想である。

筆者は，数百例の子ども虐待の治療を行うなかで，彼らに認められる重篤な後遺症が，年齢が上がるにつれて，図1に示すように一定のパターンで移り変わっていくことに気づいた。これは，発達精神病理学において，異型連続性と呼ばれている現象である。一人の子どもが，診断カテゴリーを年齢の経過とともにつぎつぎと渡り歩く。

筆者は後になって，ヴァン・デア・コーク（van der Kolk, B.）が同じ現象を「発達性トラウマ障害」（2005）の概念ですでに報告していること

愛着障害
　　　　→ 多動性行動障害
　　　　　　　→ 解離性障害　→ 解離性同一性障害など
　　　　　　　→ 非　　行　　→ 触法行為・薬物依存
　幼 児 期　　　学 童 期　　青 年 期　　成 人 期
　　　　　　図1　子ども虐待によって生じる異型連続性

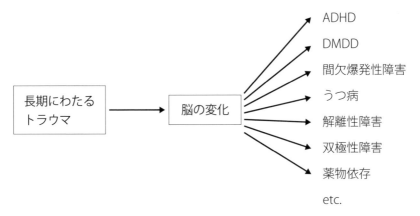

図2　発達性トラウマ障害（van der Kolk, 2005）

を知った。発達性トラウマ障害に関しては，次章に詳しく取り上げるが，ここではヴァン・デア・コークが2014年，名古屋市で開催された国際虐待防止会議における同名の教育講演において提示した図を紹介する（図2）。たとえば，ADHDと解離性障害とは何の関連もない。双極性障害と解離性障害も同様である。ところがこの図が示すのは，それが同じものから生じているということである。

　筆者は子ども虐待への対応を情緒障害モデルではなく，発達障害モデルによって行う必要性を痛感するようになった。そこで，こうした被虐待児

の一連の現象を「第四の発達障害」（杉山，2007）と命名した。ちなみに第一は知的障害や肢体不自由などの古典的発達障害，第二は ASD，第三は ADHD や学習障害など，いわゆる軽度発達障害である。この名称は，一部の児童精神科医らの怒りを買ったのであるが，ここでそれ以上述べるのは避けたいと思う。

Ⅳ　ADS 未診断の親と被虐待の既往

　2003 年に，あいち小児センターでは心療科病棟における入院治療が開始された。すると入院治療を必要とするほどの問題行動を，幼児期あるいは小学校低学年にすでに呈している ASD 児のなかに，母親もまた ASD の認知特性を有するグループが少なからず存在することに気づいた。その多くは発達障害に関して未診断であった。知的な遅れがない，いわゆる高機能 ASD 児の父親において，しばしばいわゆる広範な自閉症発現型（broad autism phenotype：BAP）（Virkud et al., 2008）が認められることに関しては，以前から指摘されてきた。BAP というよりも ASD と診断ができる父親も経験される。この場合，それが必ずしも子ども虐待に直結するわけではない。ところが，母親の側に BAP あるいは ASD が認められた症例の場合に，子育ての問題に結びつきやすい。この理由を考えてみると，そもそも夫婦どちらかが未診断の発達障害・発達凸凹の場合に，その配偶者もまた少なくとも発達凸凹を抱えている場合が多い。これはやはり類似した認知特性をもつ者同士が惹かれ合うからなのではないかと考えられる。このようなカップルに生まれる子どもに発達障害が生じやすいという生物学的な要因のみならず，主たる養育者となる母親の側の ASD 特性，あるいは ADHD 特性の存在が，子どもの側の愛着形成の混乱を生じやすいからであると考えられた。

　翻って，臨床において問題行動を多発させるグループのなかに高率に，

母子とも ASD という組み合わせが認められることにも同時に気づいた。さらに臨床を続けるうちに，この発達障害の診断が付される親の側にも被虐待の既往が一様に認められることにも気づいた。

　このような場合，筆者は積極的に親の側のカルテも作成し，親子併行治療を行ってきた。そもそも，被虐待児の治療を行うとなると，子どもだけの治療では不足である。加虐側の親もまた元被虐待児である確率は非常に高く，しかも発達障害のみならず重症の解離性障害を抱えていたりする。精神科の治療をすでに受けている者も未診断未治療の者もいたが，いずれにせよ，さまざまな精神科的問題を抱えていた。

V　親の側の気分障害の存在と被虐待の既往

　特に目立つのが，親の側に，父親にも母親にも，うつ病や躁うつ病が極めて多いことであった。ASD（Ghaziuddin et al., 2002）および ADHD（Biederman et al., 2008）において，うつ病の併存が極めて多いことはこれまでにも指摘されてきた。このような親の側のうつ病の治療を行ってみて，抗うつ薬の服用のみで短期間に寛解を得られる症例もあったが，重症例を数多く経験すると，この親たちには単なる抑うつではなく，双極性障害類似の気分の上下が認められることに気づいた。被虐待の既往がある親の場合，激しい気分の変動，さらに希死念慮，時として多重人格など，重篤な精神科的症状をもつ者が多かった。

　徐々に筆者は，このような親の側の特徴が，複雑性 PTSD（複雑性心的外傷後ストレス障害）の臨床像に一致することに気づいた。すでに精神科受診をしていた親の場合，さまざまな診断を受けていたが，発達障害に関しては未診断，さらにトラウマの既往に関しても，そのことに十分に配慮された治療がなされていた者は皆無であった。彼らは，発達障害の臨床像と慢性のトラウマからくる複雑性 PTSD の症状とを共に有しており，つ

まり子どもに認められる諸症状と基本的には同一であった（杉山，2015）。発達性トラウマ障害と複雑性 PTSD との関係は非常に重要な問題であるが，この検討は次章に行う。

　筆者は2010年に，浜松医科大学児童青年期精神医学講座に赴任した。赴任してまもなく，県立の児童自立支援施設から介入の要請を受けた。ケアワーカーから子どもへの暴力事件が起きたからである。聞き取りを行ってみると，これまでの指導ではうまくいかないという訴えが多く寄せられた。きちんとした対策のためには科学的な資料が必要と考え，県と施設に全児童調査の要請をしたところ，両者の快諾を得た。当初筆者は，彼らの多くは被虐待児であるので重症な解離を有しており，そのために指導が入らないのではないかと仮説を立てていた。

　調査を行ってみた結果，重症の解離がある子どもは3割程度に認められたが，それが問題の中心ではなかった。入所児において，どの年度も一貫して ASD 陽性者75パーセント，ADHD 陽性者50パーセント，そのいずれかが陽性である者は8割を超えたのである（杉山，2015）。われわれは一例一例について，この施設に子どもを処遇した児童相談所のスタッフも交えて，時間をかけた症例検討を重ねた。すると，ASD 陽性者の親の側も，非社会的な行動が認められる者が大半であった。さらに，それらの親の大多数は被虐待のなかに育っていた。そして，子どもたちに実施したグループによる SST（ソーシャルスキル・トレーニング）は有効に働いたのである。つまり，世代間連鎖によって子ども虐待が世代を超えたときには，発達障害の臨床像が一次的な問題か，二次的な問題（いわゆる第四の発達障害）か，わからなくなってしまうのである。

　筆者はこの事情が，調査をしたこの一施設のみに認められた特性とは考えない。それ以外の筆者の主たる外来（浜松市子どものこころの診療所）においても，静岡県の児童精神科病棟（国立病院機構天竜病院児童精神科病棟）においても，また静岡県の児童心理治療施設においても，子どもは

発達障害で，さらに被虐待があり，親の側は発達の少なくとも凸凹が認められ，親自身が元被虐待児で今は加虐側になっている，という例が極めて多いのである。

VI　トラウマによって発達障害は起きるか

振り返ってみるとすでに 1980 年代，ギルバーグら（Gillberg et al., 1987）は，移民の間に自閉症が多いという報告を行っていた。また最近になって藤原ら（Fujiwara et al., 2014）は，日本で社会階層が低いグループに ASD が多いことを報告した。われわれが診ているのは，同じグループなのではないだろうか。発達障害とトラウマの掛け算の症例は，昔から存在したのではないかと考えられる。そもそも現在国際的に用いられているカテゴリー診断は，症状のみによって診断を行い，病因を特定しないことを前提としている。また 1990 年代以後，アスペルガー症候群の登場によって，ASD の診断の地平が広がった。ASD と反応性愛着障害の鑑別も，ADHD と脱抑制型対人交流障害との鑑別も，極めて困難である。鑑別だけではなく，なによりもトラウマが掛け算になった症例は，世代間の連鎖が認められ，したがって親の側の問題もあり，対応に困難を抱えるのである。

ここで検討しておく必要があるのは，子ども虐待によって発達障害が起きるのかという論点である。わが国における自閉症研究者のなかにも，いまだに，子ども虐待によって発達障害が起きるなどは妄言と言い切る者が存在するからである。

先に触れた，ERA 研究という，ルーマニアからイギリスに養子に行った子どもたちへの継続的な調査がある。多産政策と経済的な困窮が著しかった旧ルーマニアにおいて，家庭で面倒を見きれなくなったために大勢のストリート・チルドレンが生じ，それらの育児放棄された子どもたち

は，非常に劣悪な環境の児童養護施設に収容されていた。独裁者チャウシェスクによる政権が倒れた後，この子どもたちの少なからずは養子や里子として他の国に受け入れられた。このなかに自閉症が多いということは，当初から話題になっていた。そこでロンドン大学のラター（Rutter, M.）に率いられたグループが，ルーマニアからイギリスに養子に行った子どもたちへの徹底的な調査を開始した。3歳半までにイギリスに来た，計165名の子どもの調査研究である。最初の論文は1998年に報告され，身体発育は良好であったが，生後6カ月以後で養子となった子どもでは，認知発達に遅れが認められていた。特筆すべきは，自閉症症状を呈した子どもが21名もいたことである。知的障害を伴った自閉症症状3名，折れ線発症1名，知的障害のない者7名，軽度の症状10名と，子ども全体の13パーセントを占めていた。

　ところがこの子たちを数年フォローしてみると，その大半が劇的な改善を示しており，数名を除き，大多数の子どもは自閉症の診断基準を満たさなくなっていた（Rutter et al., 1999）。重度の愛着障害が多くの子どもたちに認められ，ネグレクトのもたらした愛着障害によって，自閉症症状が生じたことが示された。ラターたちはこの最初の論文でquasi-autism，つまり偽自閉症という書き方をしていた。ところが2007年に追跡研究が報告された（Rutter et al., 2007）。そこで明らかになったのは，その後，すでに思春期を迎えた子どもたちの多くに，自閉症症状が残っていたということであった。さらに2017年，今度はすでに成人した彼らの追跡研究が報告された（Sonuga-Barke et al., 2017）。

　この研究ではルーマニアの児童養護施設に6カ月以上いた子どもと，6カ月以内にイギリスに渡った子どもとを分けて，さらにイギリスで里親に育てられた子どもを対照群として，さまざまな尺度による調査がなされている。6カ月以内にルーマニアから養子に行った子どもの場合はイギリスの里子との間に大きな差はなかったが，6カ月以上施設にいた子どもの場

合，自閉症スペクトラム障害の尺度も，脱抑制型対人交流障害の尺度も，不注意や多動の尺度も，有意に非常に高かったのである。

　今や発達障害臨床に従事していれば，発達障害と子ども虐待とが重複したニワトリ・タマゴの判然としない重症例に出会わずにすむなどということはあり得ない。もしあるとすれば，子ども虐待という視点が欠落しているために，事実が見えないだけである。

VII　自閉症とASD／ADHD

　子ども虐待の臨床から少し離れることになるが，上記の問題に重なる自閉症グループ，つまり社会的な苦手さを中核に有する発達障害の診断について触れておきたい。

　DSM-5では，社会性の障害を中核とする発達障害の一群は，すべて自閉症スペクトラム障害（ASD）に含まれている。サブタイプがすべて含まれたことによって，概念の混乱が一見収束したかに見える。しかし，筆者の実感として，臨床の対象としての自閉症とASDとは異なっており，臨床という立場に立つ限り，実は混乱が広がっていると考えざるを得ない。ここでいう臨床とは，医療サービスと同義語として筆者は用いている。医学的診断は医療行為を組み立てるための分類と考えれば，専門的なサービスを提供する上で，同じ医療パッケージによって対応が可能なグループはできるだけ同じ診断名で呼ぶ必要があり，一方，異なった対応を必要とするものは，同一診断名では呼ばないということが原則になる。こうした立場に立ったとき，かつての自閉症と今日のASDとでは，対応がずいぶん異なってくるので，同一の診断名は好ましくない。

　ここで問題になるのは，自閉症の言語コミュニケーション障害である。詳細な検討は避けたいが，自閉症の場合，周囲世界の認知が，他者との共通の（文化的背景をも担った）言葉による分節化から始まるのではなく，

認知対象への直の独自の認知から始まる。この後で，言葉の獲得が行われるために，自閉症児の個々の認知から，共通の言葉システムへの翻訳が必要になる。この作業のため，わずかながら時間的な遅れが生じ，さらに言葉の用い方において独特のわかりにくさを内包する。視覚による内言語を，すべて共通の言葉に翻訳してコミュニケーションを行っている，テンプル・グランディン（自閉症をもつ動物学者。著書多数）が格好の一例である。社会性豊かな，言わゆる高機能自閉症においてもこのずれが認められ，ここが ASD との差になるのである。この時間的ずれの感覚は，自閉症と長年接してきた経験豊かな児童精神科医であれば，数語言葉を交わしただけで把握することができるものである。

　一方，ASD において定義上，コミュニケーション障害は社会性の障害に内包されているが，上記のような自閉症独自のコミュニケーション障害のあり方は意識されていない。さらに周知のように，DSM-5 においてASD と ADHD との併存が認められるようになり，それぞれ約半数前後は相互に併存していることが示された。この併存の事実を踏まえた上で臨床に立てば，ASD と ADHD を別々のものと考えるより一つのグループのサブタイプと考えた方が，矛盾が少ないことに気づく。そう考えれば，たとえば日米の ASD および ADHD の診断の差にしても，ASD／ADHD ということで別のものを見ているわけではない。

　コミュニケーション障害という視点から ASD／ADHD の特徴を見てみよう。ASD／ADHD のコミュニケーション障害の中核は，注意の障害にある。「自閉症の」認知的特徴の上に展開されるパターンではなく，注意の維持機能に中核的障害があり，そのために，逆にある事柄に注意がロックされた場合，柔軟に切り替えることが難しい。その結果，典型的には二つの処理が同時にできないという症状を共通に有することになる。時間的な見通しの苦手さや，空間的な認識の障害も，この注意の障害から生じている。衝動性の問題も，行動のみに注意が振り向けられ，他の情報処

理が止まった状態になることから生じると考えられる。もちろん自閉症にもこの注意の障害は認められる。だがASD／ADHDの場合は，常時フィードバックを必要とする双方向のやりとりの苦手さとして生じるのであって，自閉症に見られるような突き抜けたコミュニケーション障害や，自閉症に認められる認知の穴は生じてこない。この注意の障害によって生じる非社会的行動に注目すればASDとなり，衝動性に注目すればADHDになる。

　さて，子ども虐待の後遺症として生じる発達障害はASD／ADHDであり，自閉症は生じない。それだからこそ，ある程度の可逆性を有するのである。それでは，もし自閉症に子ども虐待が重なった場合，何が起きるのだろうか。かねてから，折れ線発症の自閉症において，何らかのトラウマ的な出来事が少なからず認められたことに注目をしたい。トラウマ臨床を経験した後の実感として，トラウマがいかに重大な後遺症を残すのかということを考慮すれば，感覚過敏な自閉症の幼児において，虐待が重なった場合，言葉の消失を含む著しい増悪があっても不思議ではない。もちろん折れ線の一部には，脳の炎症などの要因がある症例も含まれるのであろう。自閉症にトラウマ的な事象が掛け算になったときに，年少であれば折れ線発症，より年齢が高いグループにおいては，強度行動障害という形になると，現在，筆者は考えている。

第2章 発達性トラウマ障害と複雑性PTSD

　子ども虐待と発達障害と，どのように関係するのか。この問題は今日，臨床の現場を悩ませている問題である。最初に症例の紹介を行う。現在筆者の外来は，このような症例で溢れており，冒頭に，典型的な症例を紹介したい。先に述べたように，紹介する症例はすべて公表の許可を得ているが，匿名性を守るために詳細を大きく変更している。

I　症例：著しい不適応が認められた発達障害の男児と精神科受診中の両親

　初診時，10歳の男児Dである。注意欠如／多動性障害（ADHD）と自閉症スペクトラム障害（ASD）の併存，と前医によって診断を受けていた。受診時の主訴は，家庭，学校での大暴れであった。

　患児Dの父親は，うつ病の診断で，精神科へ受診していた。父親自身が，その父から激しい体罰を受けながら育っていた。Dの父親も幼児期は落ち着かず，また衝動的に思い立ったことをしてしまうところがあったという。その一方で，対人的な緊張が高く，他人の何気ない発言を被害的にとることが多かった。そのため，職に就いた後に，数回の転職を繰り返していた。

一方母親Eの方はというと，Eの父はアルコールが入ると荒れて暴れることを繰り返していた。Eは時に自分の父から母へのドメスティック・バイオレンス（DV）に巻き込まれ，激しい暴力を受けて育った。その後，ほとんど家出をするように遠方に就労し，夫（Dの父親）と出会った。Dが幼児期から，夫からDへの暴力，EへのDVがあった。母親EもまたDらを出産した後に，抑うつが著しくなり，夫とは別の精神科クリニックに受診し，服薬を受けていた。その後Eは，カルテを筆者の外来に移し，親子併行治療を行ったが，その治療経過は後述する。

　Dは発達の遅れなどで，乳幼児健診でチェックを受けたことはない。しかし幼児期から多動で，1歳代から目を離すとどこかに行ってしまい，迷子になったというエピソードも数回ある。0歳時にはカンが強く夜泣きがあり，もともと抑うつを抱える母親Eはふらふらになっていたという。集団教育が始まると，衝動的な行動が多く，幼稚園では喧嘩が絶えなかった。幼稚園後半から万引きがあり，また兄弟へのいじめもあった。このようなDの問題行動に対して，父親からの激しい体罰が繰り返された。また父親ほどではないが，母親EからもDへの相当の体罰があった。

　5歳にて小児科専門医を受診し上記の診断を受け，抗ADHD薬（メチルフェニデート徐放錠［コンサータ］およびアトモキセチン［ストラテラ］）を服用していたが，問題行動は改善しなかった。8歳にて，父親に殴られてできた顔のアザをつけたまま登校し，小学校から児童相談所に通告がなされ，Dは一時保護になった。それまでにも父親から母親EへのDVも生じていて，また父親は転職を繰り返した上に，うつ病が重なって十分な収入を得ることができず，しかし車を衝動的に買い換えるなど金遣いは荒く，借金を繰り返していた。サラ金にも多額の負債があり，これをきっかけに両親は離婚になった。

　父親の実家は資産家で，この離婚の前後に父親の借金をすべて返済し，またDらが成人するまでの養育費の支払いも父親の実家から保障された

という。こうして離婚して別々に暮らし始めて数カ月の後に，もともとうつ病があった父親は自死をしてしまった。その後，DVから解放されたにもかかわらず，母親Eの抑うつはさらに著しくなり，子どもたちへの世話が十分にできない状態になった。児童相談所が継続的に相談を受けており，母親が大量服薬をして，緊急入院になったおりには，患児とその兄弟は一時保護を受けた。

　この時点で，学校から依頼をされ，筆者は患児Dの治療を開始した。前医からの紹介状には，Dには幻覚の訴えがあり，統合失調症も疑っているとあった。転院時の服薬は，メチルフェニデート徐放錠（コンサータ）36 mg，アトモキセチン（ストラテラ）40 mg，パリペリドン（インウェガ）6 mg，セルトラリン（ジェイゾロフト）50 mg，クエチアピン（セロクエル）50 mgであった。

　外来の初診時，診察の途中で患児Dは母親Eと口論を始め，初診者に実施してもらっているバウムテスト，グッドイナフテストができなかった。Dは暴れた後に，ぼうっとなって，なぜ暴れたのか思い出せないことがあるという。また昨日の食事内容を想起することができなかった。さらに小学校低学年から，夕方などに，黒い影が見えることや，誰もいないのに名前を呼ばれることがあるという。一時保護中に，児童相談所で実施した心理テストで知的障害はなかったが，学力は小学校低学年レベルである，と学校からの書類にあった。さらに，学校では他児への暴行，教室からの飛び出しを繰り返していたが，母親の不調があるため，Dのトラブルが母親に伝わったときに，母親からDへの体罰や，場合によっては母親自身の抑うつが悪化するのではないかと学校は懸念し，学校から家庭への連絡ができない状態が続いていた。

　Dが服薬する薬の処方の整理を行い，抗うつ薬と抗精神病薬を徐々に漸減し，漢方薬の服用を始めた。また，後述するトラウマ処理を継続して行った。それによって約1年後には，暴れた後にぼうっとなって記憶が飛

んでいるということはなくなった。また筆者の前では礼儀正しく，自分の行動への反省も述べるようになった。薬を調整した後で，学習は成果が上がるようになってきたという。しかし中学生になって，Dの家庭内での大暴れはますますエスカレートし，あたかもミニ父親のような様相になってきた。Dは不登校や遅刻を繰り返していたが，たまに登校すると今度は学校での大暴れが生じた。家庭ではゲームへの没頭があり，またゲームセンターへ入り浸り，コインゲームのために家からお金を持ち出すことも繰り返された。このような状態で生活が乱れ，食事がままならず，Dは急激に体重が落ちてしまった。筆者は母親と話し合いを繰り返した。母親はようやく決意をして，家族の意志による（医療保護入院による）Dの児相精神科病棟への入院治療が2回行われた。

　この入院治療によって，Dは生活の乱れを脱し，家庭内暴力は激減し，ほぼ見られなくなった。しかしゲームへの没頭が残っていて，生活は乱れがちであった。この時点で高校受験になった。Dは単位制高校に無事合格し，高校にきちんと通うようになった。母親への暴言はまだ時に生じているが，暴力はまったく見られない。ゲーム時間のコントロールも以前よりは向上し，朝が起きられないということはなくなっている。ちなみに現在の薬物療法は，ラメルテオン（ロゼレム）0.8 mg（0.1錠），炭酸リチウム（リーマス）3 mg，グアンファシン塩酸塩（インチュニブ）1 mgである。

II　母親への併行治療

　当初母親Eは他の医療機関を受診していたが，患児Dが小学校6年生になった時点で，Eのカルテを移し併行治療を開始した。ここでEの生育歴を取り直した。Eの父がアルコール依存のため，家庭内で暴れることを繰り返していたことは述べた。Eに確認すると，小学校高学年から前は空白になっていて思い出せないという。さらに，中学生になって両親が離

婚したが，その後，Eの母は抑うつがむしろ強くなり，家事があまりできない状況が続いた。その母はもともと口うるさく，Eは非難を浴びることが多く，今でも安心して頼れないという。Eは早く自立しようと，小学校高学年頃には強く決意していた。

高校時代に同年代のボーイフレンドができたが，その彼からしばしば暴力を受けたという。高校を卒業して自立し，その彼とも別れた。数年間働くうちに，夫（Dの父親）と出会い結婚した。それまでに何人かの男性と付き合ったが，そのすべてが，親しくなると暴力をふるうようになり，また強引な性交渉を迫られることもよくあり，中絶も経験した。夫と結婚する前からイライラが抑えられない状況が，特に月経前などに訪れるようになり，気分の落ち込みもよく生じるようになった。また月の半分ぐらいは激しい頭痛と胃痛に悩まされるようになったが，結婚後，しばらくは安定していたという。しかし，ほどなく夫からEへの暴力が始まった。さらに子どもを出産した後に，起き上がることができなくなるほどの抑うつが何カ月も続き，ここで初めて精神科を受診した。服薬によって軽快したが，気分の不安定さはむしろ強くなり，子どもの出産を重ねるごとに，産後の不調はさらに著しくなった。

このようなEに対して，夫はさらに罵倒するか暴力をふるうかで，Eは何とか必死で家事と自分のパートの仕事を続けていたが，息子Dが当院を受診した頃には，定期的な仕事が困難になっていた。一方で，どの時点で夫のうつ病が始まったのかEはよくわからないという。夫は自分には大切なことは一切なにも相談をしなかったので，夫が精神科へ受診していたことも，薬の袋を見て初めて知ったのである。夫婦は別々の精神科を受診していたが，離婚の前に，Eの側に大量服薬による自殺未遂と病院への緊急搬送が2度ほど生じていた。

転院時でのEの服薬は，パロキセチン（パキシル）20 mg，アルプラゾラム（ソラナックス）1.2 mg，バルプロ酸ナトリウム（デパケン）

600 mg，アリピプラゾール（エビリファイ）12 mg，フルニトラゼパム（ロヒプノール）2 mg，ファモチジン（ガスター）30 mg，さらに頓服でゾピクロン（アモバン）10 mg 不眠時に，ロキソプロフェンナトリウム水和物（ロキソニン）60 mg 頭痛時が処方されていた。

　筆者が最初に行ったことは，減薬と生活リズムの改善である。バルプロ酸ナトリウムという気分調整薬が処方されていたことから，前医は E の気分の上下に気づいていたものと考えられる。だが抗うつ薬 SSRI が同時に処方されていた。この抗うつ薬が気分変動にマイナスの影響を与えていると考えられたが，抑うつも強いため，筆者は躁に転じる副作用がもっとも少ないデュロキセチン塩酸塩（サインバルタ）20 mg に置き換えパロキセチンを漸減し，さらにアリピプラゾールをゆっくりと下げた。またバルプロ酸ナトリウムを極少量の炭酸リチウムに切り替えた。さらに桂枝加芍薬湯 5 g，十全大補湯 5 g という漢方薬の服用を開始した。複雑性 PTSD に用いる薬に関しては，次章に詳述するが，E の抗うつ薬とアリピプラゾールの漸減に約 1 年を要した。

　その上で，後述する左右交互刺激を生み出すパルサーという治療器具（図 3）を用いた，チャンス EMDR（詳細は後述）による簡易トラウマ処理を継続して行った。1 年後に寝たきりはなくなり，定期的に仕事に行けるようになった。頭痛に関しては，心理的な症状ということを E に何度も説明し，実際に頭痛の訴えがあったときに，トラウマ処理によって，その症状が消えることを外来で確認した。気分変動は軽快し，患児の入院治療に際しても適切な対応をとることができた。

　その後の経過を簡単に述べる。痛み止めを常用することがなくなって，胃痛は著しく軽減したが，継続した。生活上のチェックを行ってみると，E の大好物という揚げ物を摂取した後に，頻回に胃痛が生じていることがはっきりした。そこで思考場療法においてトキシン（アレルゲンではないが心身にマイナスの影響を及ぼしている，日常的に食べたり触れたりして

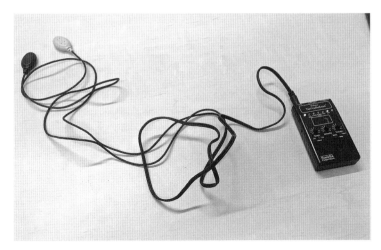

図3 チャンスEMDR治療に用いるパルサー

いるもの）の判定に用いられる筋肉テストを実施してみると，案の定マイナスという判定になったので，揚げ物を数カ月以上とらないようにお願いをしたところ，胃痛はほぼなくなり，同時にこの数年継続していた無月経が改善した。このように健康度は増したため，仕事に休まずに通えるようになった。

III 発達障害臨床でしばしば出会う難治性の親子例

 上記の症例を読んで，どのような感想を抱かれるであろうか。発達障害臨床でしばしば出会う難治性の症例は，今日，この親子のような形が実は多いのである。それが，発達障害という診断だけで，極めて複雑な家族状況などを取り上げられることもなく，子どもは学校に通って大暴れを繰り返している。診断としては，確かに子どもにはASDとADHDの併存があるのだが，その背後に被虐待の既往があって，フラッシュバックと考えれば了解できる著しい不適応行動が存在する。同時に，少なくとも父親の

側にも発達障害と考えられるエピソードが認められる。この父親の側に激しい被虐待の既往があり，長じて患児等への加虐に転じている。一方，母親（E）の側にも，激しい被虐待の既往が認められる。この両方の親に抑うつがあり，どちらも精神科をすでに受診しているが，寛解を得られていない。

　この症例の難治性の理由をもう少し整理してみる。

　第一に，家族状況が不良で不安定であることだ。家庭に患児を支える大人がいない。一人親であったりもし，その親自身が実は複雑性PTSDと考えられる問題を抱え，その治療がうまくいっていない。

　第二に，愛着の未形成，その一つの表れとして患児には幼児期から素行障害がある。鈴木ら（2014）が指摘するように，幼児期からの素行障害はやはり重症度が高い。

　第三に，なによりもさまざまな被虐待に基づくトラウマがあり，親子ともども複合的なトラウマを抱えている。

　さらに第四に，Dの学力の遅れである。これは，国語力の不足による内省の不足が衝動化傾向を増悪する，という悪循環を作っているのである。

　そして第五に，家庭と学校の連絡がとれていない。これが首尾一貫した子育てを行うことが困難な状況を作り，さらに悪化させていたことが見て取れる。

　このような複合的な問題を抱える症例が，筆者の外来には溢れているのであるが，この症例に示されるように，発達障害の臨床像と長期のトラウマ体験に基づく複雑性PTSDの症状の両者が認められる。発達障害と複雑性PTSDは，このように絡み合うのである。この複雑な状況の整理整頓を行うために，先に複雑性PTSDの定義から見ていこう。

Ⅳ　複雑性 PTSD の臨床像

　この概念の最初の提案は，1992 年ハーマン（Herman, J.）による名著『心的外傷と回復』（*Trauma and Recovery*）においてである。ハーマンは，この概念はただちに国際的診断基準に登場するだろうと述べていたが，その後，見送られ続けたのである。さらに何度も名前が出てくるヴァン・デア・コークは 2000 年，DESNOS（Disorder of Extreme Stress Not Otherwise Specified：特定不能のその他の著しいストレスに起因する障害）という概念を提唱する。彼もまた，この概念がほどなく国際的診断基準に採用されると述べていたが，これまた見送られ続けた。そして 2018 年に概要が公表された ICD-11 において，ようやく複雑性 PTSD は日の目を見ることになった。その診断基準を表 1 に示す。従来の PTSD の三症状に加えて，気分変動と他者との関係の障害，および自己価値の障害の三者が加わっている（Brewin et al., 2017）。

　筆者として気になるのは，子ども虐待の臨床ではフラッシュバックは極めて広範な現象であり，行動的にも生理的にも，さらには（先ほどの D がそうであったように）解離性幻覚としても起きてくるのであるが，この ICD-11 ではフラッシュバックの想起の部分のみとらえていて，それ以外のフラッシュバックを別のものとして扱っていることである。このような事情のために，ICD-11 の診断基準は臨床的に使い勝手がよくないところがある。そこで，治療を行う上で重要となる項目という視点からまとめ直したのが表 2 である。これらの項目は，親子ともども，子ども虐待の症例に普遍的に見られるものである。

　まず気分変動である。子どもの場合には癇癪の爆発，成人女性の場合には月経前の制御困難なイライラを含む。成人の場合には双極Ⅱ型の双極性障害に似るが，一般的な気分調整剤の服用のみでは非常に難治性で，むし

表1　複雑性心的外傷後ストレス障害

診断に必須の特徴

● 極度の脅威や恐怖を伴い，逃れることが難しいか不可能と感じられる，強烈かつ長期間にわたる，または反復的な出来事（単発か複数回かを問わず）に曝露された既往がある。このような出来事には，拷問，強制収容所，奴隷制，大虐殺，その他の組織的な暴力，長期間にわたる家庭内暴力，反復的な小児期の性的または身体的虐待が含まれるが，これらに限定されるわけではない。

● 次の3つの心的外傷後ストレス障害の中核要素を体験している。これらは，心的外傷となった出来事の最中またはその後（通常1カ月以内，ほとんどの場合数カ月以内）に出現し，少なくとも数週間続く。

1. 心的外傷となった体験後の再体験。再体験では，出来事がただ思い出されるだけではなく，今ここで再び起こっているものとして体験される。典型的には，生々しい侵入的なイメージや記憶のかたちで起こる；フラッシュバックは軽度（出来事が現在また起きているという一時的な感覚）から重度（現在の周囲の状況に関する完全な認識の喪失）まで多様であり，心的外傷となった出来事に関連するテーマの夢や悪夢を繰り返し見るというかたちで起こる。再体験には，典型的には，恐怖や戦慄などの強く圧倒的な情動，強い身体的な感覚が伴う。

2. 心的外傷となった出来事の再体験を引き起こしそうなものの入念な回避。関連する思考や記憶を内的に回避しようとしたり，出来事を思い出させる人々，会話，活動または状況を外的に回避しようとしたりすることもある。極端な場合は，思い出させるものを避けるために，環境を変えることもある（たとえば，転居，転職）。

3. 現在でも大きな脅威が存在しているかのような持続的な知覚。これは，例えば過剰な警戒や，予期せぬ雑音などの刺激への驚愕反応の亢進などで示される。過剰な警戒をする人は，いつも危険に身構え，特

定もしくは一般的な状況において，自分または親しい人に危険がすぐに迫ってきているかのように感じる。これが起こるのは，特定の状況の場合も，より一般的な状況もある。安全を確保するために新しい行動をとることもある（たとえば，ドアに背中を向けて座らない，繰り返し乗り物のバックミラーをチェックする）。心的外傷後ストレス障害と異なり，複雑性心的外傷後ストレス障害では驚愕反応の亢進でなく減弱がみられる場合がある。

- 感情のコントロールに関する重度で広汎な問題。ささいなストレス因への情動的反応性の亢進，暴力的な（情動と行動面の）爆発，無謀なまたは自己破壊的な行動，ストレス下での解離性症状，情動の麻痺，特に楽しみやポジティブな情動を体験できないこと。

- 自分は取るに足らない，打ち負かされた，または価値がないという持続的な思い込み。これには，ストレス因に関する，深く広汎な恥辱感，罪責感，または挫折感が伴う。たとえば，不利な状況から逃げられなかった，または屈してしまったこと，または他の人の苦しみを防げなかったことに関して，罪責感を感じることがある。

- 人間関係を維持し，他の人を親密に感じることへの持続的な困難。人との関わりや対人交流の場を常に避ける，軽蔑する，またはほとんど関心を示さない。あるいは，時として非常に親密な対人関係をもつこともあるが，それを維持するのは困難である。

- 障害は，個人生活，家族生活，社会生活，学業，職業あるいは他の重要な機能領域において有意な機能障害をもたらす。機能が維持されているとしても，そのためには普段と比較して有意に大きな努力を要している。

表2　複雑性 PTSD の特徴となる症状

身体的，心理的，性的，教育的虐待，ネグレクト，配偶者暴力の既往をもつ子ども，成人の次の症状

1. 気分変動：子どもの場合には癇癪の爆発，成人女性の場合には月経前の制御困難なイライラを含む。
2. 記憶の断裂：1日以内の食事内容を想起できない，記憶の断片化の常在
3. 時間感覚の混乱：日内リズムの慢性的混乱，眠気の消失を含む。
4. フラッシュバックの常在化
5. 生理的症状と心理的症状が相互に区別ができない，その結果として生じる慢性疼痛
6. 希死念慮：他者への恒常的不信，自傷，その一方で非現実的な救済願望これは対人的に限らない。

ろ少量処方と漢方薬，トラウマ処理の組み合わせが治療的に有効である（杉山，2015）。知的障害を伴った ASD に，双極 I 型と考えられる気分変動は時に認められるが，こと双極 II 型となると，双極性障害というより，トラウマ由来のフラッシュバックによる癇癪の爆発が，のちに気分変動の臨床像を呈するようになると考える方が，子どもと親の臨床像に合致する。フラッシュバックは常在化しており，親の側に，多重人格もしばしば認められる。

　次に，記憶の断裂である。1日以内の食事内容を想起できない，記憶の断片化の常在などが認められる。これに関連すると考えられるが，発達障害も複雑性 PTSD も，時間的な見通しを立てることに困難を抱えている。時間感覚の混乱が著しく，日内リズムの慢性的混乱が認められる。おそらく戦闘的なモードから脳を休めることができず，眠気がなかなか生じない

のであろう。そのため成人の場合，寝るときには大量の睡眠薬を用いる者も少なくない。すると当然，昼間に眠気が生じ，昼寝をし，さらに睡眠リズムが混乱することになる。子どもの側は，規則正しい生活リズムがとれずに睡眠不足であることが多い。ゲーム依存も多く，これが睡眠不足を加速させる。眠いまま不機嫌な状態で登校し，そこでまた暴れることを繰り返したりするのである。

　もう一つの特徴は，生理的症状と心理的症状が相互に区別ができないことである（上岡ら，2010）。その結果として生じる，頭痛，腰痛などの慢性疼痛が高い頻度で認められる。これまた医療機関を何カ所も回り，痛み止めを処方してもらい，たくさん服用し，これが胃を荒れさせ胃痛をもたらす。ところがこの疼痛の訴えを，心理的な問題としてとらえると，初めて消えたりする。

　たとえばこんな例である。併行治療を行っている子どもの母親から，腰痛の訴えで，痛み止めの処方と睡眠薬の増量を求められる。この母親に，前回の外来受診の後で，「あなたが毒母と呼んでいる実母に会っていないか？」と尋ねると，実はやむを得ない事情があって，会わざるを得なかったという。その後から痛みが出たのではないかと確認すると，その通りであることがわかる。そこでトラウマ処理の技法（後述）を用いて，もやもやと痛みを処理する。すると痛みが消失をする！

　逆の場合もある。死にたいという強い訴えが，軽食を食べ，うたた寝をすると飛んでいたりする。のどが渇いてお腹が減っていただけだったのだ！　こんな訴えに対して，まじめな医師がせっせと薬を処方する結果，めちゃくちゃな多剤・大量処方になるのである。

　希死念慮は多い。その背後には，他者への恒常的不信があり，インターネットのジャンクデータを頼り，なかなか医師の言うことなど聞いてくれない。自傷も多い。その一方で非現実的な救済願望がよく認められる。これは対人に限らず，ペット・ホーダー（多数のペットを蒐集してしまう）

の形で，愛着障害が現れることもある。

V　発達性トラウマ障害の臨床像

この呼称および診断もまた，紆余曲折の変遷をたどった。その最初の提言者はヴァン・デア・コークであり，2005年のことである。これまで繰り返し説明をしてきたように，子ども虐待によって引き起こされる病理は，広い臨床像を呈することになる。しかし，トラウマによる影響という発達精神病理学的視点でその臨床像の推移を見れば，同一の子どもがさまざまな臨床像を変遷していくという事実，発達精神病理学でいう，異型連続性（heterotypic continuity）が認められ，実は同じ根源から生じていることが示される。この広範な臨床像をもたらすものを圧縮して述べれば，一つは愛着障害であり，もう一つが複雑性のトラウマ体験である。先に述べたように，子ども虐待のような慢性反復性のトラウマは単回性のものとはまったく異なった臨床像を呈するが，さらにそこに重症の愛着障害が重なり合うのである。

さて，虐待によってもたらされる愛着障害によって，どのような臨床像が生じてくるのだろう。おそらくすぐに考えつくのは非行であろう。昔から非行の陰に虐待ありと言われてきた。このこと自体は正しいことが，非行児が大集合する，たとえば児童自立支援施設などにおいて，被虐待児の割合が極めて高いことからもうかがえる。たとえば，筆者が全児童調査を何年かにわたって実施した児童自立支援施設において，被虐待児の割合は95％であった。しかしご存じだろうか。この十年あまりの間，わが国において非行は著しい減少を示しているのである。では被虐待児はどのような臨床像によって，われわれの前に現れているのであろうか。

これまで記してきたことで，すでに明らかであろう。彼らは，発達障害としてわれわれの前に登場しているのである。念のために強調するが，発

達障害がすべて被虐待児というのではもちろんない。また発達障害が未診断であったときに，トラウマになる可能性のある事象を引き寄せやすいということもその通りである。しかしここで述べているのは，被虐待児が，その異型連続性のなかで，特に学童期において，発達障害の臨床像を示すということである。もちろん，なにも素因がないところには生じないのではないか思う。つまり素因がある子どもにおいて，より明確な発達障害の臨床像が示されるのであろう。しかし，発達障害の素因自体は，極めて普遍的に認められるものである。このような症例において，一般的には多動性の行動障害，つまり ADHD の臨床像と，非社会的行動，すなわち ASD の臨床像とを共に呈するようになる。事実，先に触れた児童自立支援施設において，その約 8 割の子どもにおいて，発達障害の診断が可能であった（杉山，2015）。

　ここでよく出される疑問である。ニワトリ・タマゴの鑑別は必要ではないのか。筆者は繰り返しこの問題について，臨床的検討を行ってきた。親子で併行治療を行った症例において，検討をしてみると，明らかに親の代よりも，子どもの代の方が発達障害の集積率は上がっているように見える。また後述するように，ASD／ADHD の診断が可能な被虐待児のすべてではないが，約 3 分の 1 は抗 ADHD 薬が有効であった。さらに，児童自立支援施設において実施したグループでの SST は，有効に働いたのである。

　先に述べた，被虐待児における脳の器質的，機能的変化は，一般的な発達障害よりも重症であるという知見を思い起こしてほしい。ニワトリであろうとタマゴであろうと，発達障害の臨床像を呈するということは，それなりの脳機能の凸凹が背後にあり，臨床的には発達障害としての対応が必要である。念のため繰り返すが，さらに加えてトラウマへの治療的対応も同時に必要である。

VI 国際的診断基準用の発達性トラウマ障害の診断基準

　ヴァン・デア・コークらは発達性トラウマ障害が国際的診断基準に採用されるために，さまざまな試みを行った。表3はそのために，彼が作成した診断基準（2009）であるが，結局，この診断基準もまたDSMには採用をされなかった。

　重要なのは，子ども虐待の後遺症が診断カテゴリーを超えて広い臨床像を作る，ということである。これまでの議論をまとめると，その一部は愛着障害によってもたらされる発達障害の臨床像であり，一部は複雑性トラウマによってもたらされる複雑性PTSDの臨床像である。図1に示される臨床像は何でもありであり，診断カテゴリーをまたぐ。おそらくこれこそが，発達性トラウマ障害や複雑性PTSDが，これまで国際的診断基準に取り上げられなかった理由なのではないかと思う。また，親の側の誤診が極めて多い理由を考えてみると，やはり複雑性PTSDがこれまで国際的診断基準に取り上げられていなかったからだろう。診断基準がなければ診断ができない。しかしICD-11の公表と同時に，専門家は複雑性PTSDの治療を求められることになるのである。

表3　発達性トラウマ障害の診断基準

発達性トラウマ障害のための，合意に基づいて提案された規準

A. 曝露。児童または少年が児童期または少年期初期以降，最低一年にわたって，以下のような逆境的出来事を，複数または長期間，経験または目撃した場合。
A. 1. 対人的な暴力の反復的で過酷な出来事の直接の体験または目撃，および，
A. 2. 主要な養育者の再三の変更，主要な養育者からの再三の分離，あるいは，過酷で執拗な情緒的虐待への曝露の結果としての，保護的養育の重大な妨害

B. 感情的・生理的調節不全。以下のうち最低二つを含む，覚醒調節に関連した標準的発達能力障害を児童が示す場合。
B. 1. 極端な感情状態（恐れ，怒り，羞恥など）を調節したり，それに耐えたり，それから立ち直ったりする能力の欠如。持続的で極端な癇癪，または身動きがとれない状態を含む
B. 2. 身体的機能の調節の障害（睡眠，摂食，排泄における継続的障害，接触や音に対する過大または過小な反応性，日常生活で一つの活動から別の活動に移るときの混乱など）
B. 3. 感覚と情動と身体的状態の自覚の減少／解離
B. 4. 情動または身体的状態を説明する能力の障害

C. 注意と行動の調節不全——以下のうち最低三つを含む，注意の持続または学習またはストレスへの対処に関連した標準的発達能力障害を児童が示す場合。
C. 1. 脅威に心を奪われること，または，安全の手掛かりや危険の手掛かりの誤解を含む，脅威を知覚する能力の障害
C. 2. 極端な危険行為またはスリル追求を含む，自己防衛能力の障害
C. 3. 適応性のない自己慰撫の試み（体を揺り動かすこと（ロッキング）などのリズミカルな動き，衝動的自慰など）
C. 4. （意図的または無意識的で）常習的な，または反応性の，自傷行為
C. 5. 目的志向の行動を開始したり持続したりする能力の欠如

D. 自己の調節不全と対人関係の調節不全。以下のうち最低三つを含む，個人的自己同一性感覚と対人関係への参加における標準的発達能力障害を児童が示す場合。

表3 発達性トラウマ障害の診断基準(続き)

- D. 1. 養育者またはその他の親密な人の安全(時期尚早の養育を含む)について極度に関心を抱くこと,あるいは,別離のあとの彼らとの再会を許容するのが難しいこと
- D. 2. 自己嫌悪,無力感,自分は無価値だという感覚,自分は無能だという感覚,自分は不完全であるという感覚を含む,継続的な否定的自己感覚
- D. 3. 成人や同輩との緊密な人間関係における,極端で継続的な不信,反抗,互恵的行動の欠如
- D. 4. 同輩または養育者またはその他の成人に対する,反応性の身体的攻撃または言葉による攻撃
- D. 5. 親密な接触(性的または身体的親密さを含むがそれに限らない)を得るための不適切な(過剰なまたは不品行な)試み,あるいは安全と安心材料を確保するための,同輩または成人への過剰な依存
- D. 6. 他者による苦悩の表現への共感または寛容性の欠如,あるいは他者の苦悩に対する過剰な反応性によって裏づけられる,共感的覚醒調節能力の障害

- E. 心的外傷後スペクトラム症状。三つのPTSD症状クラスターB,CおよびDの少なくとも二つで最低一つの症状を児童が示す場合。

- F. 障害(発達性トラウマ障害規準B,C,DおよびEの症状)の持続期間が最低でも六か月。

- G. 機能障害。この障害は,以下の機能領域のうち最低二つで臨床的に重大な困難または障害を引き起こす。
  - 学業
  - 家庭
  - 同輩集団
  - 法律
  - 健康
  - 職業(雇用またはボランティア作業または職業訓練に参加している,あるいはそれを求めている,あるいはそのために紹介されている若者にとって)

(van der Kolk, B.A., 2014)

第3章

少量処方

I 少量処方への気づき

　筆者はこの数年の間,発達障害と子ども虐待の両方ともが認められる症例の治療に専念してきた。このような症例の場合,これまで記述したように,発達障害がもともとあったのか,子ども虐待の後遺症である愛着障害の臨床像として,発達障害によく似た症状が出ているのか,どちらともわからない状態になる。

　発達障害基盤の精神科併存症に対して,一般の成人量の処方を行うと,副作用のみ著しく出現し薬理効果は認められない,ということが少なくない。これはおそらく,彼らの多くが過敏性を抱えるからだと考えてきた(三好,2009)。しかしながら,発達障害と子ども虐待の両者ともに,薬物治療に対しても非常に敏感に反応をする症例が認められる。子どもとその親の双方から薬が強すぎるという苦情をしばしば聞くうちに,少量処方を行うことがむしろ一般的になっていった。それも当初は,筆者自身おっかなびっくり薬の量を減らしていった。すると,さらにそれでも多いという苦情が出ることが少なくなかった。こうして患者の訴えのままに有効な薬物の量を探し,試行錯誤するうちに,徐々に一般の精神科の常識よりはる

かに少ない量を用いることが増えた。するとむしろ著効を示す症例が多いことに気づき，驚嘆した。少量処方の方が副作用も少なく，またより有効に働くのである。当初は，この現象は発達障害に由来する過敏性に基づくのだろうと考えていた。しかし，発達障害の要素がわずかにしか認められない親の側に用いたときも，発達障害の子どもと同じ量の薬物療法で十分に目的の治療効果を上げることに気づき，むしろ向精神薬を，その薬物の本来の治療目的以外に用いたとき，普遍的に認められる現象なのではないかと考えるようになった。

そうして極少量処方を普通に用いるようになると，向精神薬の副作用にも自ずから気づくようになった。たとえば，気分変動が強い上に，えらくネチネチとした言い方をするなあと思って確認をすると，案の定，抗うつ薬を相当量服用しているなどである。一般に精神科医療において，薬物治療の効果が不十分なときに，精神科医は薬の増量を行う。あるいは他の薬物を加えていく。その結果，多剤，大量併用という状況が生まれていく。発達障害基盤，トラウマ基盤ともに薬物の著効が得られない場合に，まず行うべきは薬剤の減量である。翻ってみれば，ADHD症状に対する抗ADHD薬の処方以外は，不安定な臨床像を呈する愛着障害や慢性のトラウマに対し，根本治療薬は存在しないのだ。逆に，治療に用いられる通常量の処方を行った場合，たとえば抗うつ薬の処方によって気分変動が悪化する，抗不安薬の処方によって意識水準が下がり行動化傾向が促進されるなど，副作用の方が目立つ状況となる。こうして筆者は，発達障害の子どもとその親に対して，極少量の向精神薬の処方による薬物療法を用いるようになった（杉山，2015）。

もう一つは，漢方薬の使用である。慢性疾患の場合，漢方薬の服用が著効する場合がしばしばあることは，よく知られている。特にフラッシュバックに対しては，神田橋條治氏によって見出された漢方薬の組み合わせがほぼ唯一の特効薬である（神田橋，2007, 2009）。その効果に驚いた筆者

は，それ以外の漢方薬も，複雑性 PTSD に認められるさまざまな愁訴に対して，少しずつ用いるようになった。

II　症例：少量処方を用いた 40 歳台女性と小学生女児

大人と子どもの症例を一例ずつ提示する。

1．40 歳台女性 F

F は 40 歳台後半の女性である。もともとは自閉症スペクトラム障害（ASD）の診断を受けている子どもの治療から，その親の治療も依頼された例である。F はこれまで成人の精神科での治療を継続して受けてきており，しかし，長年の治療にもかかわらず十分な症状軽減に成功していなかった。うつ病の診断を受けていたが，抑うつだけでなく，気分の易変性，対人関係の不安定，さらに肥満恐怖があった。またトラウマ的な体験が多々あり，フラッシュバックが数多く認められることから，トラウマ処理を行うために前医から筆者のところへカルテを移し，治療を開始した。複雑な家族背景と，夫婦間の不和，性的な被害やトラブルなどが錯綜し，さらに凸凹レベル（杉山，2011）のサブクリニカルな ASD が認められた。これまでの処方は，トラゾドン塩酸塩（デジレル）50 mg 夕方，アルプラゾラム（ソラナックス）1.6 mg 朝夕，フルニトラゼパム（ロヒプノール）2 mg 寝る前であった。

気分の上下があるため，抗うつ薬を速やかに減量し，極少量の気分調整薬と少量の抗精神病薬を処方し，被虐待の既往があるので，フラッシュバックに対する神田橋処方（後述）を加えた。その後，気分変動は緩やかになり，トラウマ処理を実施することができた。当初，治療はトラウマ処理の間という約束であったが，その後も親子併行治療を継続している。そ

の後のFは子どもへの理解も進み，これまでの問題母から一転して，愛情深い，思慮深い女性に変身した。まったく別人のようになったのである。処方は，炭酸リチウム（リーマス）1 mg　アリピプラゾール（エビリファイ）0.25 mg，フルニトラゼパム（ロヒプノール）1 mg寝る前，小健中湯2包，十全大補湯2包朝夕である。

2．小学生女児G

　Gは，大パニックを繰り返し入院治療が必要だった小学生女児である。家族背景としては，父親にASDと気分障害があり，父親から母親，Gを含めた子どもたちへの暴言・暴力があった。Gは幼児期から集団行動が困難で，集団教育場面でも大パニックが頻発していた。小学校中学年になって，家族の病気とそれに伴う家族の多忙さのなかで，Gは刃物を振り回し大暴れをするといったエピソードが頻回に生じ，児童精神科医の病棟に1年あまりの入院治療となった。退院をしても入院前の週4回のパニックが2回に減った程度で，大暴れは続いていた。

　この時点で治療を託された筆者は，診断の見直しを行った。その結果，GにもASDの基盤があり，また父親からの虐待が強い影響を与えていることがわかった。転医時点での処方は，フルボキサミン（ルボックス）75 mg，リスペリドン（リスパダール）3 mg，レボメプロマジン（ヒルナミン）15 mg朝昼晩であった。

　Gに対し継続して処方されていた抗うつ薬が，逆に興奮を助長しているのではないかと考え，速やかにこれを減薬し，また抗精神病薬をゆっくり漸減し，極少量の炭酸リチウムの服用を開始した。そうして薬を減らしていくと案の定パニックの回数は激減し，1年以内にほぼゼロになった。治療を受け継いで2年後には服薬もゼロになった。そうしてみると，患児の自己表出の苦手さが大きな問題であることがはっきりしてきた。その後は，学校の休みごとの外来になっている。

III　なぜ少量処方が有効なのか

　筆者が診ている子どもとその親は，先に述べたように重症の症例である（後の章で症例の全体像のデータを示す）。筆者に紹介され，すでに服薬をしていた症例において，上記のような薬の漸減と，漢方薬，極少量処方の組み合わせで著効が示されるようになった。すると，なぜ有効なのかという説明が必要になる。ここで重要なのは，第一は，薬理効果に関する常識外の事実である。第二は，カテゴリー診断の弊害とも言うべき，気分障害や双極性障害の診断をめぐる混乱で，特に発達障害とトラウマの既往の見落としである。

　一般的な常識において薬理効果は，少量では無効，有効量があって，それ以上では中毒量という直線モデルで考えられている。ところが，実は，このモデルに収まらない薬理効果を示すグループが少なからずある。それらは非直線型の薬理効果と呼ばれている。一つはホルモンである（vom Saal et al., 1997）。ホルモンが微量で長期にわたり，長い影響を与えること，またそれが必ずしも服用量に相関しないことは周知の通りである。もう一つは，毒物の一部である。たとえばカビ毒であるアフラトキシンは微量で強い作用を示し，用量を上げるとむしろ効果が減退する，といった不思議な現象が知られている（Rasooly et al., 2013）。さらに抗てんかん薬の一部において（たとえばイーケプラ［Kanemura, et al., 2013］），極少量で強い効果が見られ，その後，用量を上げると効果はいったん下がり，さらに上げると再び効果が増すという，U字型と呼ばれる効果曲線が報告されている。

　これらを総合すると，非直線モデルの基本として，図4に示す逆U字型の薬理効果が考えられる。筆者は薬物の病態生理に関してはまったくの素人であるが，この薬理効果については二つの可能性が浮かぶ。一つは逆

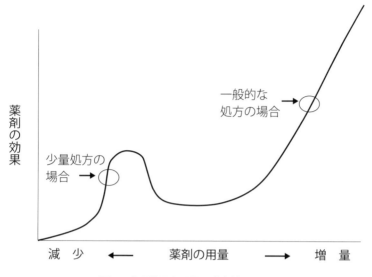

図4　薬理効果と用量の非直線モデル

U字における低用量薬理効果と高用量における薬理効果とでは，生体に働く部位が異なるという可能性である。もう一つは生体の反応である。低用量では生体の反応はわずかであるが，増量していくと，生体がそれに対応するため，むしろ効果は減っていく。さらに増量してその反応を押さえ込むと，今度は直線モデルに類似した効果を示すようになるというものである。ドパミン遮断薬（抗精神病薬）もセロトニン賦活薬（抗うつ薬）も，広く言えば毒物の一種である。毒物学の示すところによれば，微量だから効果がないということにならない，というのがむしろ常識である。

　そうなると，生体が強い反応を生じないレベルで薬物を使うことこそ，本来の正しい用い方という可能性が生じてくる。最低限の刺激を行い，それによって生体に起きる一連のカスケードに後は任せるといった用い方である。中井久夫氏が，乱暴な処方を行うと，患者のもっともよい敏感な部分を削り取ってしまうと言われたことも，これに通じるのではないかと考

えられる。

IV　複雑性PTSDへの薬物療法

　提示した症例に示されるように，問題は気分障害をめぐる診断の混乱と，発達障害およびトラウマの見落としに集中している。DSM-5（2013）によってうつ病と双極性障害が分けられ，軽症のグループもいくつもの診断カテゴリーに分けられた。しかしながら特に双極性障害において，双極Ⅰ型（いわゆる躁うつ病）以外の診断をめぐって，臨床精神医学はいまだに混乱している。筆者の臨床的な疑問は，うつ病のなかに躁のエピソードが生じる双極性Ⅱ型と呼ばれるグループと双極Ⅰ型とは，本当に同じグループの病態なのかということである。

　これまでの章において，筆者は発達障害とトラウマとがさまざまに重なり合うことを指摘してきた。うつ病や双極性障害をめぐる診断の混乱に対して，発達障害というキーワードだけでは解明が不十分で，さらにトラウマの影響を考慮することが必要である。特に，長い期間にわたって，トラウマとなる出来事にさらされることで生じる複雑性PTSDの症例において，後年になって，発達障害の有無に限らず，難治性の気分変動の併存が長期にわたって認められるようになる。さらに発達障害の成人例で難治性の気分変動を有する場合，愛着の深刻な障害や，子ども虐待などの既往が認められることも普遍的である。

　この気分変動の起源をたどってみると，発達障害よりもむしろ，学齢児の被虐待児に認められる気分の上下にたどり着く。これは抑うつの基盤にハイテンション（一般に午後になると）が認められるという，被虐待児特有の気分変動である。これが徐々に怒りの爆発など，気分の調整不全へと発展するのである。その背後には言うまでもなく，愛着形成の障害がある。愛着行動とは，幼児が不安に駆られたときに，養育者の存在によって

その不安をなだめる行動であることを思い起こしてほしい。その過程において，養育者の存在は幼児のなかに徐々に内在化され，養育者が目の前にいなくとも，不安をなだめることができるようになるのである。これこそが愛着の形成であり，その未形成は，自ら不安をなだめることを困難にし，それゆえに情動調整の障害が生じるのである。愛着の未形成は，社会性や共感性の欠如，多動性の行動障害，フラッシュバック，さらに難治性の気分変動をもたらすのである。

この気分変動に対して有効なのが，提示した症例で用いた炭酸リチウムの極少量である。筆者の臨床経験では，発達障害およびトラウマが基盤にあると考えられる気分障害の症例において，抗うつ薬は躁転を引き起こすので禁忌，また抗不安薬も抑制を外すだけで行動化傾向を促進し，こちらも禁忌である。向精神薬には，全般に非常に敏感な反応を示し，通常の使用量の数分の一，場合によっては数十分の一の量で著効を示す例が多い。発達障害にしても複雑性PTSDにしても，基本的な病態は大うつ病とも，統合失調症とも，てんかんとも異なっているのであるから，異なった働き方をするのは当然である（杉山，2015）。

処方の具体的な数量を表4にまとめた。少し補足を行う。気分調整剤としてしばしば用いているのは炭酸リチウム（リーマス）1－5mgである。飲料水の極微量なリチウム含量が，その地域の自殺率を下げることには多くの報告がある（Ohgami et al., 2009；Kapusta et al., 2013）。100mgの錠剤が最低用量の錠剤であるので，これを粉砕して用いている。リチウムには粘膜刺激性があるが，この極少量を添加剤に混ぜて用いるとき，胃痛といった副作用を経験したことはない。

普遍的に認められるイライラに対しては，アリピプラゾール（エビリファイ）0.2－0.5mgが有効である。どうもこの薬はこのような用い方のときに，用量と効果はまったく相関しない。興奮を収めるときには，リスペリドン（リスパダール）0.2mg－0.5mgを用いる。抗精神病薬を，た

表4 発達障害基盤の薬物療法のまとめ（いずれも表示は漢方薬を除き1日量の力価）

- **抗精神病薬**：アリピプラゾール 0.2–0.5 mg 分1, リスペリドン 0.2–0.5 mg 分1, レボメプロマジン 3–5 mg（塩酸プロメタジン 5 mg と一緒に用いる）頓服で

- **気分調整薬**：炭酸リチウム 1–5 mg 分1, 脳波異常がある場合にはカルバマゼピン 5–50 mg 分1, ラモトリギン 2–25 mg 分1, また柴胡桂枝湯 1–2 包分2

- **睡眠導入薬**：ラメルテオン 0.8 mg 分1, ブロチゾラム 0.125 mg 分1, 易興奮や過敏性を伴う場合, プロペリシアジン 2–3 mg（塩酸プロメタジン 5 mg と一緒に用いる）分1
  悪夢に対してミアンセリン 5 mg 分1

- **漢方薬, 対フラッシュバック**：桂枝加芍薬湯（小健中湯, 桂枝加竜骨牡蛎湯）2包, 四物湯（十全大補湯）2包, 分2（クラシエから錠剤）

- **漢方薬, 対易興奮**：抑肝散, 抑肝散加陳皮半夏, 甘麦大棗湯 1–2 包分2

とえば通常の量（最低用量の錠剤1錠分1あるいは，2錠分2）で用いたとして，それはそれで有効であろう。しかし，発達障害や複雑性PTSDを基盤にもつ患者に用いるときは，統合失調症の治療薬として用いているのではない。成人でも発達障害や複雑性PTSDにおいては，この量で十分である。これらの薬は炭酸リチウムの極少量と一緒に処方をしている。

睡眠導入剤としては，ラメルテオン（ロゼレム）の0.1錠（0.8 mg）を用いることが多い。この薬はこの量で服用すると，睡眠薬としての効果はあまりなく，メラトニンを賦活して睡眠の位相を前にずらすといった効き方をする。それでもこの量では多いという訴えが時々あり，さらに減薬が

必要で，0.02錠が適量という子どもとその親にしばしば出会う。それでも眠れないときにはブロチゾラム（レンドルミン）0.125 mg（半錠）を頓服で処方し，それ以上絶対に用いないようにお願いをする。逆に，半錠で眠気が残る場合には，さらに割ってもらって4分の1錠にしてもらう。睡眠の障害は複雑性 PTSD では普遍的な問題であるが，抗不安薬系の睡眠薬は抑制を外すので，逆に興奮してしまい，さらに眠気によって抑制がさらに下がり，悪性のフラッシュバックが延々と生じ，その結果としての自殺企図，大量服薬などが起きやすくなるのである。

　むしろレボメプロマジン（ヒルナミン）の3-5 mg，プロペリシアジン（ニューレプチル）の2-3 mgといった，抗精神病薬の少量の服用（同量の塩酸プロメタジン［ピレチア］と一緒に服用する）の方が，不眠時の頓服としてはより安全である。

　被虐待に基づくトラウマがあると，フラッシュバックが親子関係のなかで頻々と噴出し，加虐を含むさまざまな問題が生じる。つまりトラウマへの治療が行われない限り，当然ながら親の側の気分障害を含む精神医学的問題は解決しない。トラウマ処理の具体的な方法については，次章に詳述を行うが，このフラッシュバックへの特効薬が，神田橋條治氏によって見出された漢方薬の組み合わせである。桂枝加芍薬湯2包および四物湯2包を同時に服用してもらう。前者は小健中湯，桂枝加竜骨牡蛎湯に，後者は十全大補湯に置き換えることができる。漢方薬の粉薬が飲めない場合には，クラシエから桂枝加芍薬湯，四物湯の錠剤が出ている。

　神田橋はオーリングによる判定を勧めているが，筆者はとりわけ初診の患者には，その実施をする勇気がなく，この処方に限らず漢方薬は少量を患者になめてもらい，相性を決めるようにしている。漢方薬は不思議である。身体が必要なときには，子どもといえどもそれほどまずいとは感じず，むしろ「甘い」「おいしい」といった感想をよく聞く。そして治療が進むと味が変わってきて，とたんにまずく感じるようになったりする。

筆者は最近になって，発達障害といえども，精神科における治療の目標は，「精神科医を受診しなくてもすむようになること」と考えるようになってきた。薬物療法に関しても，できればサプリメントの量までもっていって，後は自分で（勝手に）調整をしてもらうようになるのが理想ではないかと考える。特に複雑性 PTSD と診断される不安定な症例の場合には，（自殺企図の）大量服薬と同時に，治療者への不信に基づく通院の中断，薬の中断もとても多いのが実情ではないだろうか。大量服薬をしても，またいきなり中断をしても大丈夫な薬の量で治療を行うのが安全な用い方である。

　筆者のトラウマ処理の技法を学びにくる精神科医が時折いるが，この少量処方に関しては自ら試みる人は少ないようだ。その理由を問うと，「エビデンスがない」といった答えが返ってきてがっかりさせられる。複雑性 PTSD など，まだ誰もきちんと治療ができていない。それどころか診断すら確立していないのである。EBM（科学的根拠に基づく医療）など存在するはずもない。EBM は，すでに行われている治療について成立するものであり，それでは新しいチャレンジなど求めるべくもない。

複雑性PTSDへの EMDRによる治療

I　EMDRのプロトコールとチャンスEMDR

1．EMDRの通常のプロトコール

はじめにEMDRの通常のプロトコールを示す。

どの症例に関しても診断と評価をまず行い，トラウマに関する評価，解離のレベルを診ておくことは言うまでもない。最初に，安全な場所のイメージの確認（後述）を行う。その後に標的となる外傷体験の映像の選定をする。ついでトラウマにまつわるマイナスの自己認知，その正反対に位置する自分がこうあったらよいという希望的，肯定的自己認知を確認し，その肯定的自己認知（Validity of Cognition：VoC）を7段階（1～7）で測定する。それからトラウマ記憶にまつわる感情，マイナスの否定的自己認知に関する辛さ（Subjective Units of Disturbance：SUDs）を11段階（0～10）で計る。さらにそれにまつわる身体感覚の同定を行う。その上で外傷体験を想起しながら眼球を動かす作業に入る。

トラウマを想起しながら眼球を25回から30回ほど左右に動かすことを続けると，トラウマ映像が変わっていく。最初に標的としたイメージとの距離がとれ，想起にまつわる苦痛が薄れていく。それにともなって，最初

は想起されなかった新たな映像が浮かび上がってくる。そしておおむね，数回から10回ほどの眼球運動を用いたセッションで心理的な苦痛は軽減され，同時にVoCの評価が向上してくる。SUDsが1〜2以下になるまで，眼球運動による処理を繰り返すことが勧められている。

2．ASDのトラウマ処理：チャンスEMDR

　複雑性PTSDに対する処理法の前に，後の議論に関わるので，自閉症スペクトラム障害（ASD）のトラウマ処理について短く触れておきたい。
　幸田ら（2015）が指摘するように，EMDRによるトラウマ処理をASDに実施するとき，ASD特有の困難さがある。それはASD患者が知的能力によらず，二つのことを一緒にするのが困難という事実である。つまり想起と眼球運動を同時にできない。さらにもっと重要なことは，記憶のネットワークが定型発達の人とはいくらか異なっているため，処理による汎化が困難なことだ。一般に，EMDRによる左右交互刺激で，一つのネガティブな記憶がひっくり返ると，まるでオセロゲームのように，バタバタと他のネガティブな記憶もつぎつぎとプラスに逆転する。ところがASDの場合，このようなことが起きない。一つのネガティブな記憶の処理は比較的容易にできるが，その記憶が変わるだけで，他の記憶にまで汎化しない。
　そこでわれわれが行った方法は，触覚的交互刺激を作り出すNeurotek社製のパルサーという機器（p. 31図3）を用いて，想起に対し受け身の交互刺激を行うことと，個々のエピソードに対してすべて個別に交互刺激を実施をする，というトラウマ処理であった。この方法であると，逆に1回の処理は数分間で十分である。これをわれわれはチャンスEMDRと命名した（杉山，2011）。

II 複雑性 PTSD 症例へのトラウマ処理の試行錯誤

　複雑性 PTSD の患者に，標準的な処理に従った EMDR を実施すると，トラウマの蓋が開いてしまい収拾がつかなくなることが希ではない。患者はフラッシュバックにおびえ，次の外来がキャンセルになったりする。

　そこで筆者は，ASD の子どもに用いていたチャンス EMDR を援用することを思いつき，パルサーを用いた簡易処理を行うようになった。すると比較的安全にトラウマ処理の実施が可能だった。当初筆者は，短時間の処理を行うことでトラウマの内部圧力を少しずつ軽減させる，というイメージでこの簡易処理を行っていた。しかし徐々に，記憶の想起をさせずに短時間の処理を繰り返すやり方が，複雑性 PTSD のトラウマ処理に最適なのではないかと考えるようになった。

　子ども虐待や長年のドメスティック・バイオレンス（DV）によってもたらされた複雑性 PTSD は，言語化が極めて困難であり，ひとたび想起されると，関連した別の記憶がずるずると際限なく溢れ出てくる。そんな事情があるので，トラウマ記憶の言語化は危険ですらある。しかし，このトラウマ記憶は常時フラッシュバックが生じているため，患者はそれをもやもや感，イライラ感といった身体的違和感として体感している。この違和感を，左右交互刺激と呼吸法によって，一時的にせよ身体から抜くことができる。それを何度か繰り返すうちに，トラウマが底をついてきて，些細な引き金でフラッシュバックによる解除反応が起きなくなる。

　EMDR による処理は，ヴァン・デア・コーク（2014）の言うトップダウンとボトムアップの治療（後述），両者の要素を共に有しているが，この処理法はボトムアップの要素を強く発展させたものである。

III　パルサーによる4セット法

　このような，パルサーを用いた簡易処理を何度も繰り返していくうちに，身体の4カ所にパルサーを当て，左右交互刺激を加え，フラッシュバックを基盤とする身体的違和感を下から上に抜いていく，というやり方に固まっていった。

　具体的なやり方を記す。

　トラウマ処理の前に，子どもも大人も安全な場所の確認が必要である。安全な場所をイメージすることができない場合も多いが，大切にしていたペットや，成人女性の場合ゆっくりと風呂につかっているといったイメージを選択することが多い。「安全な場所」は，それを想起しつつパルサーを握って両側刺激を行えば，「ほっとする」か，逆に「危ない記憶が浮上してくる」かによって，すぐに可否の判定ができる。

　次に呼吸法である。本間（Homma, 2010）によれば，呼吸による精神的な影響に関しては，腹式呼吸と胸郭呼吸との間にまったく差は認められない。トラウマは身体のなかに外から押し込まれた異物である。吸気は，地面から気を吸い上げるというイメージで，胸郭呼吸により深く吸い込む。呼気は，もろもろの押し込まれた不快記憶や歪んだ自己イメージとともに，頭頂から強く上に抜くというイメージで行う。

　初回のターゲットは，日常的に悩まされているフラッシュバックである。身体のもやもや感がある場所を確認し，パルサーを両手に1つずつ握らせ，握った手を身体のその部分に当てて処理に入る。パルサーの交互刺激の速さは，患者に合わせて調整する。筆者は脈拍を測り，この脈が，ドキドキしたときにどの程度の速さになるのかということを推定して，それと同じになるように刺激の早さを決めている。20回程度の交互刺激を加え，上記の呼吸法を1回行う。これが1セットである。このトラウマ処理

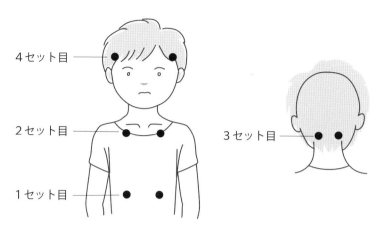

図5　4セット法でパルサーを当てる位置

を計2セット実施する。これだけでもフラッシュバックの圧力は少し軽減をするので、このセッションを止め、続いてパルサーを握ったまま安全な場所をイメージしながら数セット交互刺激を加え、開きかけたトラウマの蓋を閉じる。

　これだけのワークでも、その日の夜の夢に悪夢が出たり、不快なフラッシュバックが生じたりするが、これらの副作用が生じることをあらかじめ告げ、しかし、これは処理が進んだ証拠だから、おびえて治療をやめてしまわないように、と患者を励まし、1回目のセッションを終える。複雑性PTSDの場合、SUDsは下がらないし、VoCも上がらない。むしろSUDsを下げようとして、何度もトラウマ処理を実施して患者を追い込むと解除反応が生じ、収拾がつかなくなるのである。

　2回目から4セット法によるトラウマ処理に入る（パルサーを当てる位置は図5参照）。

　1セット目は、両側の肋骨下縁の上腹部である。パルサーを両手で1つずつ握り、この部位に押し当て、20回ほどの左右交互刺激を加え、その後、先述の呼吸を1回行う。2セット目は両鎖骨の下縁である。同じく

20回のパルサーによる交互刺激，後に深呼吸を行う。

　1セット目の部位は思考場療法（TFT［森川，2017］）における肝のツボ，2セット目は腎のツボと同位置である。ちなみに筆者は4セット法を工夫するなかでこの位置に部位が収まり，後にTFTにおける重要なツボの部位と同じ場所であることに気づいた。

　3セット目は，後頸部である。ここは解除反応が生じかけたときに頭痛が生じる部位である。同じく20回の交互刺激の後に，深呼吸をする。この頸の部分は，抑うつが強い場合には，頸の後ろではなく，前に当てる方がよい効果が得られる。このあたりの手技の位置の選択やその意義については，完全に何度も行っているなかでの試行錯誤で得たもので，その理由については，理論的な説明ができない。

　最後にこめかみ部分に当て，同じく20回の交互刺激，深呼吸で終了する。筆者はこれまで，4セット法の最後に，違和感が残っていれば安全な場所をイメージしながらの交互刺激を2セットほど行って，トラウマの蓋を閉じる作業をしていたが，最近は，4セット終了後に身体的な違和感が残っていないかどうか確認し，残っている部位があればその周囲に，次章にて詳述する手動によって，もやもや感が抜けて，すっきりしたと患者が述べるまで，何セットかの左右交互刺激と深呼吸をさらに加えるようにしている。

　この4セット法は，全体の時間はわずか数分で実施ができる。効果は著しく，「すごく軽くなった」「すっきりした」という感想を語る患者が多い。子どもの場合には，固まっていた身体がにわかに柔らかくなり，顔の緊張が緩むのが認められる。

　この4セット法を全員に行うわけではない。特に子どもの場合には，鎖骨のみ2セットでよいことも多いし，下から上に抜くタイプのトラウマ処理を行うにしても，頸のパートを飛ばして，3セットでやることも多い。子どもは，幼ければ幼いほど，ボディ・イメージは大人のように延長を有

するものではなく，丸っこい寸詰まりのイメージになっているので，それに合わせて，処理のやり方を変えることが必要になるのである．

Ⅳ　症例：激しい DV 被害を受けた親子の併行治療

1．7 歳男児 H の治療

Hの初診は，7 歳の X 年 11 月である．些細なことで切れて，暴れたり暴言を吐いたりするという主訴であった．父親は，短気ですぐに手が出る人であった．父方祖父母も，すぐに手が出る人で，H の父親はずいぶん殴られて育ったらしい．母親の I は現在ほかの精神科クリニックに通院中という．母方祖父は昔から厳しい人で，祖母もまた子どもには厳しく，母親 I はよく叩かれていたという．

結婚前から父親から母親 I への激しい DV があり，X − 1 年 5 月，母親 I は肋骨を骨折し，その後，X 年 1 月，子どもと一緒に家を出た．H はもともとしっかり者であったが，父親から蹴られる，叩かれる，閉じ込められるなどの虐待を頻回に受けていた．妹 J は陽気で元気すぎるという．

Hは，小学校に上がった頃からイライラが強くなった．一度暴れ出すと収拾がつかない大暴れを繰り返してしまう．また妹への執拗な嫌がらせと，母親への著しい反抗が生じるようになった．それと同時に，それまで見られなかった母親へのしがみつきや夜尿も生じるようになった．音への過敏性も認められ，大きな音は苦手であり，また偏食も強くあるという．

すでに H が 5 歳のときに一度，子ども二人と母親で家を出たが，数日後に，また戻ったという．X 年 1 月に家を出て，ここで母親 I は初めて自分の両親に相談し，その上で母子相談センターを訪れた．そこから警察へ紹介され，子どもと一緒に家庭から避難するよう勧められたが，母親 I の実家の隣に H の父親が家を建てて家族で住んでいたので，母子は親戚の家に避難をして，そこで何カ月か過ごした．そのうちに父親が家を出て

行ったので，母子は母親の実家で暮らすようになった。離婚の調停はX年2月から始まり，5～6回実施したところで，11月の初診になった。

初診時のHの診断は，ASD，注意欠如／多動性障害（ADHD）および反抗挑戦性障害であった。初診時に解離を思わせる症状は，特に認められなかった。児童相談所に相談をすることと，できるだけDVに詳しい弁護士への相談を継続的に行うことをアドバイスし，Hには抑肝散の処方を行った。12月，まだ怖い夢があるという。父親は写真をくれるならば会えなくていいと述べたが，母親は児相や弁護士への相談はしていないという。調停が終わって症状が残っていたらトラウマ治療を行うことを約束した。

X＋1年1月，調停が終わり離婚が成立したが，Hは悪夢を毎日のように見ていて，妹や家族への暴言・暴力も続いているという。そこで，2月からパルサーを用いたトラウマ処理を月に2回行った。この治療は，最初に鎖骨の部位の2セット，2回目からは腹，鎖骨，頸の後ろの部位の3セットで行った。治療を開始して2カ月ほどすると，怖い夢は減ってきた。3カ月目には夜尿も見られなくなった。その後，月に1回程度のパルサーを用いたトラウマ処理を継続した。学校や家で喧嘩はあるが，以前のような大暴れはなくなり，悪夢も8月までには消退したので，8月にて，服薬をゼロにした。9月になると非常に落ち着いてきた。

X＋1年12月まで月1回の治療を継続した。するとX＋2年2月から3月にかけて，身体が左側に歪むのが認められたので，後述する傾斜パルサーを2回実施したところ，身体の歪みは改善した。その後，長期休みの外来で2回ほどチェックし，問題がないことを確認してX＋2年12月に治療終結とした。

2．妹Jの治療

ついで，Hの妹Jである。初診時5歳で，兄に1カ月遅れX年12月に

初診になった。初診時の主訴は，ハイテンションでそれが高じるとすぐに泣いたり喚いたりする，というものであった。また母親から離れるときに大泣きになるという。初診時に，悪夢の存在が明らかになった。JはADHDの診断基準を満たしたが，むしろ愛着障害が基盤にあり，分離不安が生じていることが明らかであった。甘麦大棗湯を処方し，兄と同じくX＋1年1月，離婚調停が終結したところから治療を開始した。Jに対しては鎖骨部位の2セットのパルサーによる簡易処理を月2回行った。4月，幼稚園に泣きわめかずに行けるようになった。夜の睡眠はおおむね良好だが，時々怖い夢があるという。8月になって，やっと悪夢が消えてきたので，月に1回のトラウマ処理を継続した。X＋2年4月に小学校が始まったが，特にトラブルなく登校ができ，学校でも着席して学習に取り組めているという。睡眠もとれている。

　長期休みにそれぞれフォローアップを行い，パルサーを用いた処理を行った。問題がないことを確認し，X＋3年3月，兄よりも3カ月遅れて治療終結とした。

3．母親 I の治療

　さて，母親のIである。初診時40歳であった。すでに記したように，他の精神科医に受診をしていたが，フラッシュバックが一向に軽減せず，抑うつもむしろ悪化しているため，離婚が成立した1カ月後のX＋1年2月，これまでかかっていたクリニックから筆者のところにカルテを移して初診をした。あらためて病歴を取り直してみると，元夫からは，付き合っているときから暴力があり，結婚後も，特にセックスを拒否したときに殴る蹴るの暴力になることが多く，夫婦間レイプのような状況が続いていたという。X－1年1月，肋骨を骨折するけがを負い，その後，警察が介入し，この時点でクリニックに受診した。クロキサゾラム（セパゾン）1mgの処方と，カウンセリングを受けた。しかし症状は一向に改善しな

かったという。

　抑うつ，不眠，希死念慮，怒鳴り声に対するフラッシュバック，気分の激しい変動，月経前の耐えがたいイライラ，子どもたちに思わず大声で怒鳴ってしまうなどの症状が持続しており，複雑性PTSDと診断した。

　桂枝加芍薬湯2包，四物湯2包分2および，炭酸リチウム（リーマス）2 mg，アリピプラゾール（エビリファイ）0.2 mg，ラメルテオン（ロゼレム）0.8 mg分1の処方を開始し，3月からトラウマ処理に入った。月に2回の4セット法によるトラウマ処理を実施した。4月まで，元夫がしきりに出てくる怖い夢が続き，夜中に2回ほど目が覚める。また家がきしむ音でびっくりして目が覚めてしまう，さらに職場で大声を出す人がいて，その人の前でいつもフリーズしてしまう，ということが続いた。しかし4月頃には，暮らしている実家の家から，自分の元の家に帰ることができるようになったという。以前は，家に入るのも怖かったが，週末に片付けをするようになった。5月，フラッシュバックは減ったが，夜に目が覚めて眠れないという訴えが続いた。その後も，月に2回のペースで外来治療を続けた。大声を出す人への怖さは徐々に軽減し，一緒にいるのは嫌だなあという感想にまで変わってきたが，仕事でわっと注意されるといまだに固まってしまって言い返せないという。

　9月，日によって漢方薬がまずいと感じるようになった。また元夫は夢に出てくるが怖い夢はなくなってきた。11月，ようやく睡眠が安定してきた。しかしこの時点でも，元夫と同じ作業服を着た人を見るとギョッとしてしまうという。

　X＋2年，正月は生活が乱れずに送れたという。ところが2月，今度はIにおいても，身体が傾くのが認められた。そこで傾斜パルサーを何度か実施した。3月，子どもが怒っているときに，元夫のような怒り方をするので，逆にIの方が激怒してしまうというエピソードがあった。

　4月，子どもたちの新生活が始まり，Jも学校に行き出し，Iは一人に

なる時間が増えた。少し寂しい気持ちもあるというが，夜はぐっすり眠れるようになってきた。外来でのトラウマ処理を継続した。6月，休みの日に外出したとき，元夫の友人夫婦とばったり出会ってパニックになるというエピソードがあった。その後，フラッシュバックははっきりとなくなってきたという。8月，元夫はたまに夢に出てくるぐらいだが，出てきてもドキドキしなくなった。10月，やっと薬をゼロにして，月1回程度のトラウマ処理を続けた。12月，薬なしで睡眠は良好，しかしテレビでDVのシーンがあると，夜に夢に出るという。

X＋3年6月，Jに3カ月遅れて治療終結とした。

4．親子併行治療のまとめ

この症例の親子併行治療をまとめる。

父親から，母親および子どもへの激しい暴力が続いていた。この父親も暴力を受けて育っている。母親Iは虐待というほどではないが両親からの体罰があり，Iの父から母へのDVの目撃があった。夫婦間では，結婚前の付き合っている段階から暴力があり，特に性交渉をめぐってIが拒否したときに激しい暴力が生じ，最終的にIは大けがを負い，これが離婚するきっかけとなった。裁判にて調停が行われ，離婚になりその後治療を開始したが，家族全員の治療が必要であった。治療はすべて，一般的な再来で実施し，心理士などへの治療の依頼を行っていない。一人当たり数分間のトラウマ処理と，薬物の極少量処方，漢方薬がその治療のすべてである。比較的時間はかかったが，子どもの側は上から順に抜けていき，最後に母親が治療終結になった。これはこのような親子併行治療を行った場合に，よく起きることである。

V さらなる技法の工夫が必要な場合

さまざまな複雑性PTSDの症例に，4セット法による治療を実施するなかで，筆者はこのやり方にさらに工夫を行う必要がある患者に出会うことになった。

第一は，4セット法という簡易処理でも解除反応が起きる重症な症例である。これはほぼすべて，世代を超えた性的虐待の症例である。

第二は，嘔吐反応が起きる場合で，この嘔吐反応が難治性であることが多い。これは納得のできないものを飲み込み続けた複雑性PTSDの症例である。

第三に処理が届くのに時間がかかり，ゆっくりと進むので，そのことに気づかないと処理ができずに終わる場合である。これはほぼ全例，心理テストの処理速度にハンディキャップを抱えるASDの症例である。

第四に暴言のフラッシュバックが残遺する場合である。

こうした患者への工夫に加え，最後に，トラウマ処理の終わりの方で用いるさまざまな工夫についても述べたい。この順に説明を行う。

1．極めて重症な性的虐待症例

最初の，重篤な性的虐待の既往をもつ複雑性PTSDの治療経過の特徴として，治療の経過中にさまざまなハプニングがつぎつぎと起き，治療の邪魔をすることが挙げられる。このような症例の治療に際しては，主治医が不在のときに，常に相談を受けることができる人が必要になる場合が多い。筆者の外来（浜松市子どものこころの診療所）では，ソーシャルワーカーがこの担当をしてくれている。

また先に述べた，生理的リズムの乱れが起きやすいことも大きな特徴である。慢性疼痛や睡眠リズムの不整は，このような重症例に普遍的な問題

である。さらに重症例では極めて不調になりやすい時期の存在がある。たとえば大晦日である。また春先，秋先などの季節の変わり目の不調も普遍的な問題である。加えて，患者のトラウマ歴に基盤をもつ記念日症候群を呈することも多く，その上，困ったことに，その詳細を患者は覚えていないことが普通である。

　さらに多彩な身体的不定愁訴が生じる。頭痛，めまい，腰痛，しびれ，これらの集積としての線維筋痛症。こうした患者の多様な，特に身体的な訴えに対し，精神科医は患者の要求に沿って薬を出さない決意が必要になる。この点，少量処方と漢方薬の処方は大量服用による事故が起きないことからも有効である。

　また，このような症例においては，さまざまな手技を柔軟に組み合わせて治療を行う必要がある。筆者はこれらの症例に対してさまざまな工夫をするなかで，手動による左右交互の身体へのタッピングという処理を取り入れるようになった。この詳細は次章にて行う。

2．難治性の嘔吐反応

　第二の嘔吐反応は，極めて難治性である場合が多い。これは先に触れたように，飲み込みたくないものを飲み込み続けたというトラウマ記憶への身体反応であるが，飲み込んだものは精液から受験校の選択まで幅が広い。この難治性の理由を考えてみると，外傷的絆によって自己自身への結びつきの度合いが強く，外在化が極めて困難なためなのではないかと思い当たる。

　次章で触れるホログラフィートーク（嶺，2017）で，異物として認識されたトラウマ記憶の核について，その波動が自分の波動と同じか違うかを確認するという作業があるが，難治性の嘔吐反応を引き起こすトラウマ記憶は，その一部が自らと同化しているのであろう。したがってここで必要な作業は，左右交互刺激によって身体的違和感に揺さぶりをかけながら，

患者の身体からトラウマ記憶の根を引き抜いていくという地道な作業である。手動を加え，何度も左右交互刺激を用いてこの違和感を対象化するうちに，徐々に身体から離れて，抜くことができるようになる患者が多い。しかしながら，ホログラフィートークの手技を用いて，根を張り出す以前の時間までの時間的遡行が必要な例もある。

3．ゆっくりと処理が進む処理速度の遅いASD

　第三のパターンである，ゆっくりと効果が現れる患者の場合，気づかないともやもやが残り，処理ができない状態になる。これは先に述べたように，処理速度に問題を抱えるASDで，普段の会話なども即答が困難で，間の空いた会話になることなどから，その可能性を念頭において処理を行うことが必要になる。

　父親からの虐待のフラッシュバックを基盤とする家庭内暴力を主訴として受診した高校生男子Kの例である。4セット法で処理を行った後，大丈夫かと確認をすると「大丈夫です」と答えたが，よく見ると顔色が蒼白になっている。そこで改めて大丈夫か，身体の状態を確認するようにと重ねて指示を出したところ，時間をかけて自分の身体をチェックした後で，胸から頭にかけてもやもやするという訴えがあった。そこで手動で鎖骨下，後頸部，頭の処理をさらに3セットほど加えると，顔色もよくなり「すっきりした」と患者も述べた。もしこれに気づかずに終了したら，後で大暴れになっていたものと考えられる。ちなみにKは，計6回の外来での短時間のパルサーと手動によるトラウマ処理を実施した。その後，フラッシュバックは軽減し，家庭，学校での暴力はほぼ消退し，希望していた大学への進学を果たした。その後，家庭内暴力もすっかり消退したという報告を受けている。

4．暴言のフラッシュバックが残遺する場合

　暴言のフラッシュバックのみが，大方のトラウマ処理の後にも消えずに残る例がある。この暴言のフラッシュバックのみが残る理由は，暴言の記憶が，他の記憶とは脳内における貯蔵のあり方が異なっているために生じる現象なのではないかと考えられる。友田ら（2018）の報告による，子ども虐待によって引き起こされた脳の器質的変化の多くは，特定の部位の萎縮であるが，暴言被曝のみ側頭葉の肥大である。つまり過敏性を形成していると想定され，それゆえにこの症状のみが難治性として残るのであろう。

　これに対する対応法は，パルサーの振動の強度を下げ，耳の後ろの骨伝導部位にパルサーを直接当てて，やはり20回程度の左右交互刺激を加えるというやり方である。筆者の経験では，最初にこれをやると大方の患者はその衝撃に飛び上がってしまうが，1回目の処理で大丈夫と答えた場合には，次は振動の強度を少しだけ上げて2セット目を行う。このような治療を数回に分けて行うと，暴言に対するフラッシュバック反応が著しく軽減する。これはほぼ，曝露法に近い治療法ではないかと考えている。

5．パルサーを用いたその他のさまざまなトラウマ処理の工夫

　次に，パルサーを用いたさらなる治療技法の工夫である。

　その第一は，トラウマ処理の終わり頃に，身体が側方に歪む子どもと大人への対応である。症例のHやIにも認められたのであるが，そのような患者が散見されることに筆者は以前から気づいていた。そこで身体の傾きにしたがって，たとえば左側が下がっていれば，パルサーを左は腹に，右は鎖骨に当て，1セット20回程度の左右交互刺激を行い，次に左は鎖骨，右は頭のこめかみに当てて2セット目の左右交互刺激を行ってみた。するとこのような傾斜パルサーによる両側刺激で，身体の歪みがよくなっ

た。子どもの場合，このような傾斜パルサーを数回行うと，その後再発がなかった。

　これは一体，何が起きているのだろう。筆者はかつて側弯を有する患者の精神療法を行った経験があり，その少なからずに，身体の歪みとともに境界性パーソナリティ障害類似の対人関係の問題が見られたことに驚いた。トラウマは，身体，心理，社会的な現象である。ひょっとするとこの傾斜パルサーは，トラウマとともに側弯の発生を止めているのかもしれない。

　次に治療の終盤に，フラッシュバックが本当に底をついているのかを確認するための作業である。通常の処理においては，20回程度の左右交互刺激を用いるのであるが，鎖骨下にパルサーを当て，40回弱の長目の左右交互刺激を2セットほど行う。トラウマ処理の残滓があれば，フラッシュバックが身体の違和感として必ず立ち上がってくる。もし，そのような症状がなければ，トラウマ処理は終了をしてよいという判断ができる。

　また治療の経過中に抑うつや疲労感が強くなり，通常のトラウマ処理が困難になるときがある。次回のセッションのつなぎになる手法として考案したのが，「ゆっくりパルサー」と呼んでいる処理法である。通常は，心拍数よりもやや速い速度の左右交互刺激を用いて処理を行うが，逆に心拍数よりもずっと遅い，通常の半分ぐらいのスピードで，鎖骨下にパルサーを当てて，20回程度の左右交互刺激を1セット加え，呼吸法も腹式呼吸によるゆっくりとした呼吸を行う。ついで2セット目は手を交差させてパルサーを左右逆の鎖骨下に当て，「過去の自分をこの手のなかにハグをしているというイメージで，過去の自分に向かって，生き延びてくれてありがとう，と声をかけて下さい」と指示を出し，ゆっくりとした20回前後の左右交互刺激の後，腹式呼吸によるゆっくりとした深呼吸を行う。トラウマ処理は辛い治療法である。治療経過のなかで，このようなセッション

が必要になる時期が必ず来るので，その折には無理をせず，フラッシュバック抜きの自らへの慰安を行うことで，次のトラウマ処理に向かうエネルギーが得られるようになる。

VI　簡易処理による治療の変化

　筆者の臨床の場は重症の親子で溢れているので，筆者が外来で治療を行った子どもとその親の資料をとってみた。資料を採取したのは，浜松市子どものこころの診療所の外来で，2017年1月から3月にかけてである。子どもに関しては被虐待の患者に限り，親はその被虐待患者の親で複雑性PTSDと診断できる者に限った。子ども88名（平均年齢10.3歳 ±3.3歳），親33名（平均年齢40.9歳 ±4.2歳）で，治療期間は少なくとも半年（～3年）を経過した親子である。子どもに関しては患者全体の69％，親に関しては全体の82％であった。診断はいくつも重複するが，子どもではASD 65名（73％），ADHD 45名（51％），愛着障害45名（51％），不登校42名（48％），一方，親の側は，ASD 13名（39％），ADHD 9名（27％），気分障害33名（100％）であった。このすべての患者において簡易トラウマ処理を用いた治療を行った。発達障害で受診した子どもとその親の資料であるが，発達性トラウマ障害と複雑性PTSDの両者の特徴を備えた親子である。

　子どもの強さと困難度尺度（SDQ）を用いて評価をしてみると，公表されている他のいずれのSDQ資料より不良であった。社会的養護下にある子どものSDQ資料が菅原ら（2006）によって示されており，患者の治療前の値について，平均年齢である10歳の資料と比較をしてみると，向社会性は児童自立支援施設や情緒障害児短期治療施設の入所児よりは良好（ただし児童養護施設入所児より不良）で，それ以外のすべての項目は，どの社会的養護グループより不良である。治療前後の変化を表5に示し

表5　子どもの SDQ の変化

	情　緒	行　為	多　動	仲間関係	向社会性	全困難度
治療開始時	4.24	4.27	6.19	4.41	4.80	19.11
現　在	3.11	3.32	4.93	3.61	6.18	14.98
t 値	4.4	4.4	5.8	3.5	−6.4	5.8
p	＜.01	＜.01	＜.01	＜.01	＜.01	＜.01

た。向社会性は一般中学生レベルに，全困難度は情緒障害児短期治療施設入所児レベルに向上した。筆者の外来に紹介される前に服薬をしていた子どもについて，治療前後の比較をしてみると，抗精神病薬はクロルプロマジン換算値（稲垣ら，2006）で初診時 199 から 17 に減少しており，抗うつ薬のイミプラミン換算値も 46 から 9 に減少していた。

　それ以外の薬物としては，治療後の資料として抗 ADHD 薬は約 3 分の 1 の子どもが用いていた。一方，漢方薬の使用は，神田橋処方 14 名，抑肝散・抑肝散加陳皮半夏 3 名，その他 7 名であった。

　親の側の治療前後の変化を，ベックのうつ病尺度（DBI-II）と PTSD 評価尺度（IES-R）で見ると，DBI-II は平均 33.2±16.1 から 15.3±10.8 (t =8.2 p<.01) と下がり，重度の抑うつから境界線値に減少した。しかし IES-R は，50.3±23.2 から 29.4±20.1（t =5.9 p<.01）へ変化し，下がったもののいまだに病理的レベルに留まっている（侵入 18.8±9.6 → 10.1±8.7，回避 16.8±8.8 → 11.8±7.9，過覚醒 14.5±7.4 → 7.4±6.1）。親の服薬状況の変化を見ると，抗精神病薬はクロルプロマジン換算値平均 194 から 9 に，抗うつ薬のイミプラミン換算値は平均 108 から 14 に，さらに抗不安薬ジアゼパム換算値は平均 15 から 8 といずれも下がっており，極端な少量処方でも簡易トラウマ処理を組み合わせることで，治療的な効果を上げていることが示された。ちなみに，治療後の資料として漢方薬は，神田橋処方

が18名ともっとも多く，抑肝散・抑肝散加陳皮半夏8名，その他の漢方薬を5名に用いていた。

　このデータを見ても，複雑性PTSDに多剤・大量の薬物療法は百害あって一利なしであることがわかる。

第5章 複雑性PTSDへの手動処理による治療パッケージ

I　さまざまなトラウマ処理の技法

　トラウマ処理という特殊な精神療法は，近年さまざまなものが開発されてきた。本章では，トラウマ処理のさまざまな技法について紹介を行い，筆者がなぜ治療パッケージを考えるようになったのかについて，明らかにしておきたい。

　トラウマ処理という特殊な精神療法の手技がなぜ必要なのか。それは，今日，トラウマが溢れているからである。震災，子ども虐待，性被害，いじめ被害，配偶者間暴力など，これらの被害を受けた子どもと大人の治療が必要とされている。さらにこれらの問題は，世代間連鎖を生じる。暴力も性化行動も世代を超えて伝染する。一方で，臨床サイドは対応への遅れが著しい。残念ながら遅れているというレベルではない。誤診が極めて多く，誤った対応（放置を含む）も多い。これまでに述べてきたように，一般的なカウンセリングで治療ができず，薬物療法は重症例には無効どころか，しばしば有害ですらある（杉山，2015）。今日，わが国の精神医学は，この問題にきちんと対応できていると言いがたい。

　トラウマ処理には主に二つの系列がある。一つは認知行動療法に基づい

表6　トラウマ処理　その1（Schnyder et al., 2015）

- STAIR-NT（感情および対人関係調整スキルトレーニング - ナラティブ療法）
- PTSDへの認知療法
- Narrative Exposure Therapy（ナラティブによる曝露療法）
- Brief Eclectic Psychotherapy for PTSD（PTSDに対する短期折衷精神療法）
- Cognitive Processing Therapy（認知処理療法）
- EMDR（眼球運動による脱感作と再処理療法）

たやり方で，ヴァン・デア・コーク（2014）はトップダウン方式と呼んでいる。もう一つは，しばしば偶然に臨床的に有効だということが明らかになり，試行錯誤が積み重ねられるようになったグループで，実証がまだ不十分な手技も含まれ，こちらは対照的に，身体から入ることが多いボトムアップによる対応方式である。筆者はこの両者を，EBMによる裏付けという側面から「ルビコン川の手前」（表6）（Schnyder et al., 2015）と「ルビコン川の向こう」（表7）と呼んでいるが，この喩えを用いると，ちょうどEMDRがルビコン川の橋の上になるだろうか。

II　トップダウンのトラウマ処理法

　トップダウンのトラウマ処理のタイプは，基本は認知行動療法の遷延曝露法である。PTSDへの認知行動療法は，一般的には持続曝露法によるトラウマに焦点を当てた認知行動療法（Foa et al., 2007）がとられていて，

表7 トラウマ処理 その2

- パルサーを用いた EMDR 簡易型トラウマ処理
- ブレインスポッティング
- ホログラフィートーク
- 自我状態療法
- ソマティック・エクスペリエンシング（SE）
- ボディコネクトセラピー
- 思考場療法（TFT）

もっとも高い治療成績が示されている。この曝露法の問題点は，これまでPTSDが中心で，複雑性PTSDを主たる目標としてこなかったことである。

そこで今日特に注目されているのがSTAIR-NT（Skills Training in Affect and Interpersonal Regulation Narrative Therapy：感情および対人関係調整スキルトレーニング－ナラティブ療法）である。これは最初から，複雑性PTSDを対象として開発されたトラウマ処理技法である。これは，前半8セッションのSTAIRの部分で感情調整と対人関係に関する練習をする。感情調整のやり方としては，自分のもつ感情とそれを引き起こす引き金刺激について書き出し，特に強い苦痛を感じる感情について明記する。ついで，その感情の検討を行い，抑うつや不安，怒りについて認知および対処方法の学習をする。また，よい感情（たとえば幸福感など）についても，検討をする。ついで，対人関係のパターンについて取り上げ，自己と他者との関わり方について，特にパワーバランスをめぐって検討を重

ね，ロールプレイなども用いて系統的に学んでいく。その上で，NT 部分の曝露療法であるナラティブ（人生叙述）療法を 8 セッション実施する，といったやり方である。

Ⅲ　ボトムアップのトラウマ処理法

　こういった認知行動療法の有効さは認めつつも，筆者はこれまで言語化が困難な患者を中心に臨床を行ってきたため，身体から入るボトムアップのやり方を用いることが多かった。表 7 のボトムアップのトラウマ処理法それぞれについても簡略な説明を加える。

1．EMDR

　EMDR は，左右の眼球運動を行うと，トラウマ記憶との間に心理的距離がとれることを偶然に発見したことから発展してきたトラウマ処理法で，有効性に関する科学的な検証も十分に行われている。この技法については，前章でその基本的なプロトコールを述べた。この EMDR を基盤として筆者が工夫してきたのは，さらにそれを精神科の一般的な再来で用いることができるように工夫をした簡易型処理法である。筆者の複雑性PTSD へのトラウマ処理は試行錯誤を経て，ようやく比較的安全な治療技法にたどり着いた。この過程を飛ばして結論だけ提示すると，非常に奇異な印象を与えるに違いないが，なぜこのような形になったのかについてはこれまでにすでに述べた。

2．ブレインスポッティング

　ブレインスポッティング（Brainspotting）は EMDR から派生したトラウマ処理法である。EMDR と違って，眼球を一点に固定して行う処理法である（Grand, 2013）。この治療法は，心象と，視野および眼球運動との

心理的関係性といった，非常に興味深い知見を含むが，ここでの詳述は避ける。

3．ホログラフィートーク

　ホログラフィートークは，わが国の嶺輝子氏が開発したトラウマ処理技法である。開発者嶺による解説が書かれているので，詳細はそちらをお読みいただきたいと思う（嶺，2017）。この技法は，自我状態療法とともに，広義での臨床催眠に属する治療法であるが，高い安全性と，広い適応をもち，また複雑性 PTSD の症例にも十分に用いることができる。筆者が注目をするのは次のような治療である。

　愛着の形成がうまくいかないで成長すると，いろいろと問題が起きることはこれまでにも記してきた。成人後の愛着の修復は大きな問題である。愛着修復のためには愛着の提供者が必要であり，安定した対人関係を築くことができるパートナーに出会えば改善はするが，より重症者の方が，軽い方を振り回すことも実際によく起きている。女性では出産後に，子どもとの間で傷ついた愛着の修復が行われる場合がしばしばあるが，当然これは子どもの側のリスクを伴う。こうした事情から筆者は，成長した後の愛着の修復は無理があると考えていた。しかしホログラフィートークの技法のなかに，光の柱というワークがある。自分が光の柱に囲まれているとイメージし，自分のなかの異物としてのトラウマの核を，体外に出し，この光の柱の上に上げるというワークを行う。それだけではなく，光の柱の上で，加害者はよい親になるべく修行をしてもらうのである。そしてイメージのなかで，変化した親に昔してほしかったことをしてもらうのである。さまざまな条件や困難はあるが，この治療技法を用いることで，対面式の精神療法のなかで，傷ついた愛着の修復の可能性が開けるのである。

4．自我状態療法

　自我状態療法（Ego State Therapy）は多重人格のための精神療法の技法であり，多重人格の治療法としては他に有効な治療手技が存在しない。自我状態療法は臨床催眠に含まれる。催眠療法は今日単独で用いられることはなく，トラウマ処理の他の技法と一緒に用いると，トラウマ処理技法として高い効果を示す。この治療法の具体例については，次の章で詳しく紹介する。

5．ソマティック・エクスペリエンシング

　ソマティック・エクスペリエンシング（Somatic Experience：SE）は，ボトムアップのさまざまな技法の大集合のようなものであり，大変に重要な治療技法である（Levine, 2010）。まずトラウマに対抗できる自らの資源を増強する。その上で，トラウマに関連する身体感覚に焦点を当て，自らの資源とトラウマによる身体感覚を行き来しながら，対応が困難な枠を超えない範囲で，ごくわずかずつ，トラウマとの交渉を行っていく。SEの要約した解説は極めて困難であり，興味のある方はぜひ，この魅力的なトラウマ処理法について直接学んで欲しい。この技法には多くのメリットがあるが，治療にも，その習得にも非常に時間がかかるのが難である。しかしこの技法は，さまざまなトラウマ処理技法に大きな影響を与えてきている。たとえばSTAIR-NTのようなトップダウンの方法も，このSEから学ぶことが多かったのではないかと推察される。

6．ボディコネクトセラピー

　ボディコネクトセラピーは，藤本昌樹氏が開発した，身体的な手がかりを用いたトラウマ処理技法である。まだ発展途上であるが，安全性と即効性をあわせもつ，新たな治療法として期待されている（藤本，2018）。

7．思考場療法

　思考場療法（Thought Field Therapy：TFT）は，症状に応じていくつかのツボを続けて指で叩くことにより，その症状をわずか数分の治療で軽快させるという，これまでの文脈とはまったく異なった治療技法である（Callahan, 2001；森川，2017））。これも偶然にその有用性が発見され，治療法として発展してきた。大変に広い治療対象をもっていること，副作用がないことなど優れた特徴がある。さらにこの技法の重要性は，心理的逆転という問題を取り上げたことである。治療に際し患者の側に治りたいという気持ちと同時に，治りたくなんかないという気持ちが生じるのは珍しくない。TFTではこの普遍的な問題の背後に，身体の極性の変化など，むしろ生理学的な問題が含まれていることを発見し，これを修正するさまざまな方法を編み出している。

　この心理的逆転の修正方法など，筆者はこれらルビコン川の向こう側の治療技法のなかにこそ，豊かな未来へのヒントがあると感じるものである。ルビコン川の彼岸には，古来受け継がれてきた，こころと身体を一体のものとして扱う，ヨガや座禅などにもつながる地平が開けているからである。

Ⅳ　なぜ治療パッケージを考えるようになったのか

　さて，これらの技法はトップダウンもボトムアップもすべて，ある種のライセンス制をとっているものが多い。トラウマの蓋を開けるということの危険性を考慮すれば，それは当然であり，少なくとも最初の治療において，治療の全過程をスーパーバイザーが存在するなかで実施することが好ましいことは言うまでもない。

　しかしながら，現在のわが国において生じているのは，次のような事情

である。トラウマ処理の必要性を臨床的に認識して，医師ないし，心理士がそのトラウマ治療のトレーニングに応募しようとする。ところが，応募者が溢れていて，1回分まるまる埋まるくらいの待機者が出てきてしまう。その結果，何度も続けて応募を繰り返す以外に技法を学ぶチャンスが得られない。さらには大変に重要な処理技法でも，最低のライセンスを得るだけの基本の習得に非常に時間とお金を要するものがある。その代表はSEで，6泊7日の研修を数回行って，初めて基本的なライセンスにたどり着く。このような事情があるので，徐々にモチベーションが下がってしまったり，多忙な臨床に追われ，きちんとしたトレーニングを受けられないままに経過してしまう。

　これもトレーニングをする側からすると，当然の部分がある。たとえば，EMDRでいえば，二つに分けられたトレーニングのどちらのパートともに，2泊3日の講習が義務づけられている。その講習は，講義→ただちに実習，講義→実習，と朝の8時半から夕方5時まで，びっしりと詰められている。このような実践的な講習を行うとなると，いくつかのグループに分かれて，すべての参加者が十分な実習体験を得られるようにする必要があり，そのグループの数だけ，グループのスーパーバイズを行うファシリテーターの存在が必要になる。当然ながら，このファシリテーターになるためには，そのための条件を満たす研修に参加して，ライセンスを取得することが必要になる。EMDR講習の1回の定員数は，わが国でかき集めることができるこのファシリテーターの数によって決まるのである。さらにEMDRにおいては，最初の基本編の講習を受けた後，実際の症例で実施し，そのスーパーバイズを規定の数受けた上で，次の講習に参加することができるという仕組みになっている。これがまたけっこう大変な作業になることは，ご理解いただけると思う。

　他のトラウマ処理技法の習得も似たり寄ったりである。SEが大変に時間がかかることに触れたが，ボトムアップの技法の場合，そのもっとも古

く，もっとも基本的なもの，たとえばヨガとか座禅の修練にどのくらいの時間が必要なのかということを考えてみれば，6泊7日×数回などという講習も，むしろ短時間である程度のレベルまでもっていくのであるから，奇跡のようなものである。

　繰り返すが，トラウマの蓋を開けるというその重大さを考慮すれば，このような各技法の習得に課せられた枠は当然である。しかしながら，このような枠の存在は，その治療法の普及においては著しい障壁になる。なによりも，現在のわが国の臨床の現場で，溢れかえるトラウマ関連の症例に対し，一般的な精神科医や心理士が対応できず，見過ごすことができない治療におけるマイナスを引き起こしている。

　こうして筆者は，このような講習を抜きにして，少なくとも初期のトラウマへの対応が可能で安全な技法がないものか，あれこれ考えるようになった。一つの候補はTFTである。これは副作用がほとんど見当たらないことから，十分に候補になり得るものであるが，この技法に対する，治療を行う側（受ける側）の抵抗もまた十分に予想ができる。実際に，TFTの最終的なレベルの習得まで学んだ，優れた治療者である筆者の友人の話を聞くと，重症の複合的なトラウマの既往を有する患者の母親に対し，通常の診療の最後の時間を空けてその母親を呼び入れ，他言を禁じた上でこっそりTFT治療を行って患者の全快を得など，TFTは隠れキリシタンか！といった治療実践の苦労が語られたりする。

　筆者が工夫を重ねてきた，一般の精神科外来で実施が可能なEMDRを基盤にした簡易型トラウマ処理について，これまで述べた。このうち前章で少しだけ触れた，手動による両側刺激を用いた治療法であれば，非常に安全性が高く，特に講習なしでも実施してよいのではないかと考えるようになった。

　誤解を避けたいのは，このやり方を行えば，講習を受けなくてもよいということではない。トップダウンにしろ，ボトムアップにしろ，これから

精神科診療に携わる専門家は，いくつかのトラウマ処理技法を積極的に身につけ，複雑性 PTSD の症例への対応ができるようにしてほしい。またトラウマ処理の技法をもっていないと，今後，精神科医として，あるいは心理士として役に立たないと言っても過言ではない。ここで筆者が提示するのは，その講習の順番を待つ間に，外来診療で安全に使うことができる，サイコロジカル・ファーストエイドの一種としての，複雑性 PTSD への簡易型処理を中核とする治療パッケージである。

これは治療パッケージである。つまりその一部のみを用いることは，少なくとも最初は，厳に避けてほしい。それでなくては，なによりも安全が確保できない。①アルゴリズム，②少量処方，③特別な対応が前もって必要な病態，④トラウマ処理，これを一連のものとして実施してほしい。

V 複雑性 PTSD への簡易型処理を中核とする治療パッケージ

1．アルゴリズム

複雑性 PTSD の治療アルゴリズムを図6に示す。これに従い，治療方針を定める。

2．少量処方パッケージ：TS 処方

少量処方については第3章で述べた。

不安定な臨床像を呈する愛着障害や慢性のトラウマに対して，根本治療薬は存在しない。逆に精神医学の治療に用いられる通常量の処方を行った場合，たとえば抗うつ薬の処方によって気分変動が悪化する，抗不安薬の処方によって意識水準が下がり行動化傾向が促進されるなど，副作用ばかりが目立つ状況となる。表8はそれを避けるための少量処方をパッケージ化したもので，TS 処方と呼んでいる。TS は traumatic stress の略語であ

第5章　複雑性PTSDへの手動処理による治療パッケージ　85

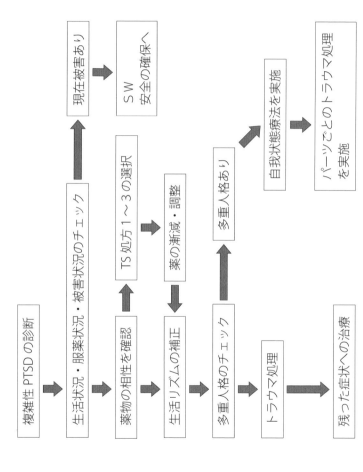

図6　診断と治療のアルゴリズム

表8 TS処方パッケージ

TS処方1　気分変動が中心（双極Ⅱ型）：アリピプラゾール（エビリファイ）0.2 mg, 炭酸リチウム（リーマス）2 mg, ラメルテオン（ロゼレム）0.8 mg 分1, 寝る2時間前に＊注1
　　　　　桂枝加芍薬湯2包, 四物湯2包, 分2＊注2

TS処方2　攻撃的な言動が問題：リスペリドン（リスパダール）0.3 mg, 炭酸リチウム（リーマス）2 mg, ラメルテオン（ロゼレム）0.8 mg 分1, 寝る2時間前に
　　　　　桂枝加芍薬湯2包, 四物湯2包, 分2

TS処方3　被害念慮が中心の問題：オランザピン（ジプレキサ）0.5 mg, 炭酸リチウム（リーマス）2 mg, ラメルテオン（ロゼレム）0.8 mg 分1, 寝る2時間前に
　　　　　桂枝加芍薬湯2包, 四物湯2包, 分2

＊注1：不眠が強い場合ブロチゾラム（レンドルミン）0.125 mg 頓服
＊注2：服用後4カ月日から四物湯を十全大補湯に変える
＊注3：漢方薬については, 小学生以下は同処方1包ずつ分1で

るが, 恥ずかしながら小生の名前の頭文字も掛けていて, 処方の考案者の責任を明示したものである。基本はフラッシュバックに対する漢方薬の服用と, 極少量の気分調整剤および抗精神病薬, 睡眠導入剤の組み合わせである。治療効果も重要であるが, いかに副作用の少ない薬物治療を行うかが, 複雑性PTSDにおいてはより重要である。筆者の外来には, 重症の発達障害と愛着障害が掛け算になった症例が大集合しているが, この少量処方と漢方薬と簡易トラウマ処理によって, 大多数の症例に対して困難を覚えず治療ができている（杉山, 2016b）。先に述べたように複雑性PTSDは希死念慮が常にあり, 大量服薬による事故が非常に多い病態である。少量処方と漢方薬の組み合わせは, この点においても安全性が高い。

3．治療前にチェックが必要な病態

事前にチェックが必要な病態について述べる。

第一は双極性障害である。ここで問題となるのは双極Ⅰ型で，躁のときにいろいろなトラブルが起き，うつのときに自殺未遂が起きる。複雑性PTSDで一般的なのは双極Ⅱ型類似の気分変動で，こちらはTS処方とトラウマ処理で治療ができるが，双極Ⅰ型の場合は，双極性障害としての治療が必要になる。双極Ⅰ型は発達障害と同様，遺伝素因が強い病態であり，周囲の親族に躁うつ病の人が存在することが多いので，鑑別の参考になる。複雑性PTSDに認められる双極Ⅱ型類似の気分変動は，双極性障害ではないと筆者は考える。双極性障害としての治療が無効だからである。おそらく，被虐待児に認められる激しい気分の変化や癇癪が発展したものではないだろうか。

次が解離性同一性障害の併存である。これは，スイッチングがあまりに強い場合に考慮する必要がある。解離性同一性障害がある場合には，自我状態療法によって，部分人格間のコミュニケーションをはかることと，部分人格のそれぞれに対応するトラウマを個別に治療するという，トラウマ処理が必要になる。これについては次章に紹介する。

注意欠如／多動性障害（ADHD）もチェックが必要な病態である。もともとあったのか，愛着障害から生じた不注意多動かという鑑別はほとんど不可能だが，衝動行為によってトラブルが加算されるので，抗ADHD薬の服用が必要な症例が少なくない。抗ADHD薬はそれなりに多動性行動障害には有効であることが多く，特にグアンファシン塩酸塩（インチュニブ）は愛着障害が併存したADHDにも，ある程度有効である。

実は，もっとも大事なものが日内リズム障害の是正である。こころは身体の一部なので，健康な生活を送らないと治療ができないのは当然である。さらに夜になって意識レベルが下がると，さまざまな問題行動が頻発

する。不安定な人たちは，端境期（はざかい）に弱く，夕方と深夜にトラブルが集中する。過量の眠剤に頼るのではなく，夜に寝て朝起きるという生活を丹念に指導する必要があるが，不眠の理由が悪夢である場合も多く，このような場合にはトラウマ処理を速やかに行うことが唯一の治療になる。

4．手動によるトラウマ処理の実際

複雑性 PTSD については，さまざまな手技を柔軟に組み合わせて治療を行う必要があることを先に述べた。筆者はこれらの症例に対してさまざまな工夫をするなかで，手動による左右交互の身体へのタッピングという処理を取り入れるようになった。振り返ってみれば，筆者のやり方は自閉症スペクトラム障害のタイムスリップ現象への治療が基盤になっていたため，パルサーを受け身で用いるというところに先入観があった。パルサーの振動を患者自ら作ってもらうことで，意識の集中が逸れ，その分だけトラウマへの焦点化が軽減されるのである。

手動の処理に関してはすべて，治療者が患者と向かい合わせになって，一緒に手動による身体へのタッピングの処理を実施し，それを模倣してもらう。筆者は「ぱたぱたぱたぱた（手のひらで身体を叩いている動作の擬音）……OK，深呼吸，地面から息を吸って上に上げる」といった言語による指示を，動作とともに提示して，患者と一緒に行うようにしている。この手動による方法は，パルサーなどの特別な機械を用いなくてもできること，さらにパルサーより安全性が高いことが大きなメリットである。さまざまな症例に実施してみて，この手動による処理は，パルサーを用いた処理と少し質が異なるのではないか，とも感じるようになってきた。

最初に呼吸法の練習をする。これはパルサーを用いた処理の場合と同じである。座禅・ヨガの腹式呼吸と異なり，胸郭呼吸によって，地面から呼気を吸い，頭頂から吐き出すことをイメージして行う強い深呼吸である。

ついで，日常的に悩まされているフラッシュバック・苦痛なフラッシュ

バックの体感部位を確認し，その部位を患者の両手を用いて左右交互にリズミカルにぱたぱたと叩く。叩くスピードは，本人がやりやすい早さで実施してもらい特に指示を出していないが，この実施の際，上述のように治療者は患者と向かい合って，「ぱたぱたをします。ぱたぱたぱたぱた……はい深呼吸」と声をかけながら，両側叩きおよび深呼吸を一緒に行うようにしている。複雑性 PTSD においては，身体の不快感，違和感をターゲットとして，記憶の想起はさせない方が安全である。20～30 回程度の交互刺激を終えたら，先ほど練習した呼吸法で深呼吸を 1 回行う。これで 1 セットである。これを 2～3 セット実施し，1 回目のセッションは，これで終了する。

たかだかこれだけの治療でも，その当日に悪夢を見たり，数日間フラッシュバックに悩まされたりするのは，パルサーを用いた治療と同じである。そのような副作用が生じるかもしれないことをあらかじめ告げ，患者を励まし，1 回で治療を止めないように説得を行って，1 回目の治療を終了する。

2 回目以後の治療では，身体の 4 つの部位（チャンス EMDR と同じ所）にそれぞれ手動の両側叩きに加え，胸郭呼吸による深呼吸を行い，身体的不快感を上に上げていく（図 7～10）。

1 セット目，腹（乳首の線を真っ直ぐ下に下ろした肋骨の下縁で，肝のツボの部位である）を両手でぱたぱたと交互に 20～30 回程度叩き，その後 1 回深呼吸をして，もやもやを上部に上げる。

2 セット目，鎖骨下である（鎖骨の突起から下方外側 2 cm ぐらいのところ，腎のツボの部位である）。この部位については，何度も実施するうちに，同側を叩くよりもいわゆる「バタフライハグ」の形で対側を叩く方が，効果が高いことに気づいた。両手を胸の前で交差させ，バタフライハグの形を作って，20～30 回両側をぱたぱたと交互に叩き，その後，深呼吸を行う。

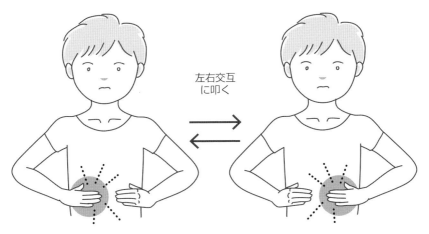

図7　手動処理1セット目

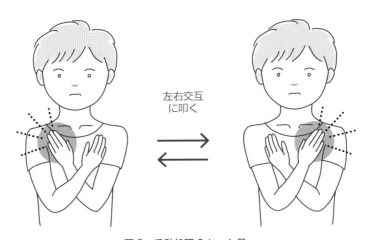

図8　手動処理2セット目

第 5 章　複雑性 PTSD への手動処理による治療パッケージ　91

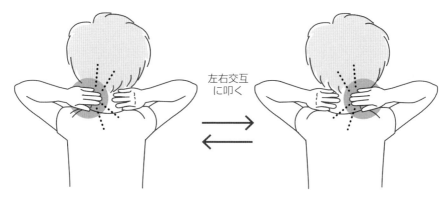

図 9　手動処理 3 セット目

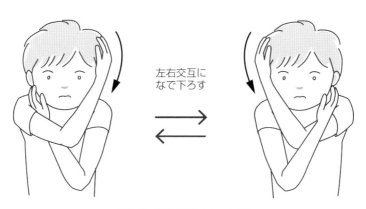

図 10　手動処理 4 セット目

3セット目，後頸部の両側を両手でぱたぱたと交互に20～30回程度叩き，その後深呼吸によってもやもやをさらに上部に上げる。

　4セット目の頭は，両手を用いて頭頂から下に向けて左右交互に頭をなで下ろす。この頭なでも何度もやっているうちに，対側をなでた方が有効性が増すことに気づいた。少し奇異な形になるが，目の前で両手を交差させて，右手で左の側頭を，左手で右の側頭を頭頂から下に向かってなで下ろすのである。この動作を左右交互に20回ほど行い，最後に胸郭深呼吸で頭頂から上にもやもやを抜く。

　なぜ鎖骨下と頭において，両側刺激を交差させた方が治療効果が上がるのか，筆者には説明ができない。ともかく，実際に行ってみていただければ，その方が有効だということがわかる。おそらく気功などと同一の基盤があるのではないかと考えるが，確認ができていない。

　この手動の一連の処理は，パルサーを用いた処理と同じく，フラッシュバックによってもたらされているもやもやした身体感覚を，両側叩きと深呼吸によって，身体のなかから徐々に上げていき，最終的に頭から上に抜くというイメージで行う。4セットが終わった後，もやもやが残る身体部位を再度確認し，その部位に両側叩きあるいは頭なでをさらに数セット加え，もやもやがしっかりと軽減するまで繰り返す。この追加の処理を加えても，全体の処理時間は数分で終わる。

　この一連の処理を，できるだけ2週間以内に4～5回実施することができれば，フラッシュバックの圧力が軽減し，日常的に悩まされることが減ってくる。つまり2～3カ月間の治療期間で，フラッシュバックに振り回されなくなってくる。

　もちろん先に述べたように，季節の変わり目や，記念日症候群などの，著しく不調になる時期が定期的に回ってくるので，重症なものほど継続的なフォローアップが必要となる症例が多く，このトラウマ処理は，外来で継続しての実施が必要である。

この手動処理のなによりもよいところは，患者が自分でできることである。日常生活において，もやもやが辛いときは，家庭で自分自身によって実施することを筆者は患者に勧めている。

　筆者は，このような治療が唯一のものとはもちろんのこと考えていない。こうした簡易型の処理の具体的なやり方については，さらに工夫の余地があるのではないかと考える。ここに示したのは，子ども虐待の親子に対する安全なトラウマ処理を中核とする治療技法の一つにすぎない。わが国の精神科臨床の混乱ぶりは目を覆うばかりであり，誰でも安全に取り組める，子どもとその親への治療技法が数多く工夫され，普及していくことを願うものである。

＊本文中で説明したトラウマの手動処理の実際を，動画でご覧になれます。文献一覧の最後に掲載されているQRコードからアクセスして下さい。

第6章 自我状態療法

I 多重人格生成の病理

　トラウマ処理という特殊な技法に関しては，その対象は子ども虐待の症例をはじめ，極めて多いのにもかかわらず，まだまだ普及していないと感じる。自我状態療法において，この事情はさらに深刻である。この章では，自我状態療法の概要を紹介し，治療の具体的な症例を通して，多重人格に対する安全かつ効果的な治療の実践の提示を行う。

　自我状態療法の解説に入る前に，子ども虐待における多重人格生成の病理について触れておきたい。子ども虐待によって引き起こされる病理はこれまで記してきたように，愛着障害と慢性のトラウマが中核になっている。自己意識の生成の過程には，他者の存在が必要である。乳幼児期の発達過程において，安定した他者，とりわけ母親との愛着形成を通して自己イメージが形成される。もしここで他者が七色に変化すれば，七色の自己が現れてくることになる。子ども虐待のように，あるときは殴られ，あるときは抱きしめられるというような状態が続くとすれば，自己の核となるものが非常に不安定とならざるを得ない。先に述べたように，愛着障害は，自律的な情動コントロール機能の脆弱さ，つまりレジリエンス（resil-

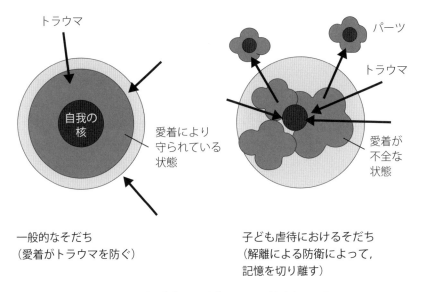

図11　子ども虐待でなぜ「パーツ」が生まれるのか

ience）機能の不全として現れる．その結果，容易に解離反応を生じ，スイッチング（人格交代）といった自我の分裂につながっていく．

　さらに先に記したように，愛着は不安をなだめ，トラウマからの防波堤になるので，愛着の不全な状態は，トラウマが自我の核にそのまま届きやすい構造を作ってしまう．多重人格は，一人の人間のなかに複数の部分人格（ここでは「パーツ」と記す）が存在するという病理である．子ども虐待において，反復性のトラウマという自分のなかに統合できない辛い体験に対して，容易に解離による防衛が働き，その記憶を意識から切り離す．その切り離された記憶が核になって，別の人格が育ち始めるのである（図11）．ここで強調しておきたいのは，状況に応じて自分のなかにいくつかのパーツが存在すること自体は，健常人においてまったく普通である，ということだ．われわれ自身も，仕事中のときと家庭でくつろいでいるときでは顔が変わる．しかしながら各パーツの間に記憶がつながっていれば，問

題は生じない。

　自我状態（ego state）という用語についても説明が必要であろう。人間の行動には一定のパターンがある。環境に適応するための行動パターンと，そのもとのパターンを生み出した経験とが連結したものを自我状態と呼ぶのである。ある状況に対応した人格のパターンとでもいえばよいのだろうか。自我状態は特定の環境や問題に対処するために利用されており，基本的には子ども時代に形成されると考えられている（Paulsen, 2009）。ワトキンスら（Watkins & Watkins, 1997）は，適応的な自我状態には境界線に透過性（記憶のつながり）があるが，トラウマ起源の自我状態の場合は，境界が硬く透過性がないことを指摘した。通常の自我状態と，トラウマ起源の自我状態とが自由にアクセスできない場合が，透過性がない状態である。

　自我状態が形成されるタイミングにはさまざまな形とレベルがあるが，治療の対象となるような多重人格においては，強いトラウマに個人が対処できないときに，解離によってその記憶を切り離し，切り離された記憶がその記憶を抱えたまま部分人格（パーツ）として脳のなかに保持され，他の記憶から切り離されることによって生じるものである。

II　自我状態療法の概要

　自我状態療法はワトキンスら（1997）が自我状態モデルを，臨床催眠のなかに取り入れたのがはじまりである。催眠下で解離障壁が溶け，パーツに出会うことができる。だがそれだけでは治療にならない。パーツの抱えるトラウマ治療を行って，初めて治療が成立をする。その後EMDRを組み合わせた技法が開発され，多重人格の安全な治療が可能になったのである（Paulsen, 2009）。自我状態療法の目的は，自我状態同士の差異を認め，互恵性と協働性を尊重しながら各々の記憶をつなぐことである。言い

換えると，複数の自我状態（パーツ）で構成される内的システムが，良好に機能できることが目的である。自我状態療法の基本的な流れを下記に示す（福井，2012）。

① 自我状態にアクセスする
② 自己と内的システムについて理解する
③ 自我状態間で話し合いや交渉を行う
④ それぞれの欲求を満たす
⑤ 自我状態間に平和をもたらす
⑥ トラウマ処理を実施する

　具体的な治療の手技を説明する。最初に患者の身体の安全感がある場所を特定し，イメージでその部位に，芝生の公園とそのなかにある小さな家を思い浮かべてもらう。イメージのなかでその家のなかに入って，地下室に通じる階段を探す。地下室への階段が見つかったら，ゆっくりとその階段を降り，地下室の扉を開ける。地下室において，さまざまな自我状態に会い，自我状態と交渉をしたり，トラウマ処理を行う。その後，お礼を言って地下室を後にして，再び階段を上り戻ってくる，というのがスタンダードなやり方である。
　このスタンダードなやり方を行っていくなかで，筆者は次に述べる簡易版の自我状態療法を主に用いるようになった。その理由は，スタンダードな方法では，地下室に行くときに時間がかかりすぎるのである。
　「地下室への階段が見つからない」「見つかったが，のぞいてみたら真っ暗だった」。このような場合には，電気のスイッチを探せ，と指示を出すが，それでも見つからないときには懐中電灯を取り出せといった指示を与えたりする。階段の一番下まで行ってみても，今度は「地下室の扉がない」「扉があるが3つあった」「扉を開ける取っ手がない」「引いても開か

ない」と言う。これにはそれぞれ，扉をゆっくり探せ，一番ドキドキしない扉をゆっくり開けてのぞいてみる，ドアの取っ手を探せ，引いて開かなければ押してみて，などと指示を出すのである。さらに，地下室でパーツに会って，交渉が終わり，帰ってこようとしたら今度は地上に上る階段がない……などなど。

　もちろん一般的な患者の場合，自我状態に会う場所をきちんと設定することが非常に重要であることはよく理解できる。そもそもイメージのなかで地下室に降りるというイメージ操作を通して，徐々に深い催眠に誘導し，その催眠下でさまざまな自我状態に会うというのが，ワトキンスらの作り上げた自我状態療法の技法であった。しかし多重人格を作るぐらいに重症の解離がある場合には，もともと被暗示性は非常に高く，特にこのような時間と手間をかけた催眠誘導を行わなくとも，パーツに会うことができる。また逆に，このような深催眠に誘導することは，臨床催眠に精通している治療者でない限り危なくはないだろうか。さらに，時間をかけて下に降りていくというパーツとの特別な交渉の場を作ってしまうと，治療の場以外でパーツにアクセスすることが逆に難しくなる可能性がある。そうすると，治療者としても，パーツの統合をなまじ目指しがちになるのではないだろうか。パーツの統合は治療の上で必要ない。むしろ無理な統合は避けるべきである。なぜなら，せっかく解離能力を磨き上げ，その力を用いて何とか生き残ってきた患者に対し，解離する能力を取り上げてしまったら，治療効果以上の副作用が起きる可能性があるからである。

III　自我状態療法簡易版

　そこで筆者が愛用しているのが，次のような簡易版である。その具体的な手技を説明する。

①イメージの家を身体の安心感のある部位に作る

身体のもっとも安心感を感じる場所の上に，緑の芝生の公園が広がっているとイメージしてもらい，そこに立つ小さな家をイメージしてもらう。ここまではスタンダードなやり方と同じである。

②家のなかに入り，パーツに集まってもらう

家の扉を開けるとそこに小さな部屋がある。ここは患者のこころの部屋なので，そこにいろいろな好きなものを持ち込んでもらう。そしてその部屋のなかで「みんな集まれ！」と呼びかけ，パーツに集まってもらう。もちろんここで全員が出てこない場合もしばしばある。たとえば，部屋の奥に鍵のかかった場所があって，そこに隠れているパーツがいたとしても，それはそれでよい。

③パーツを確認する

それぞれのパーツの年齢と性別，名前を確認する。名前がわからない場合にはこちらから提案することもある。

④心理教育を行う

集まったパーツ全員への心理教育を行う。みんな大事な仲間であることを告げ，つらい記憶を抱えてそれぞれのパーツが産まれたことを説明する。どのパーツも，産まれることが必要であったからこそ産まれたのである。みんな平和共存，いらないパーツなど一人もいないし，消える必要もないことを説明する。この「平和共存，みんな大切な仲間」というメッセージが一番大事なキーワードになる。

⑤幼い子からトラウマ処理を行う

次に，年齢の一番低い子どものパーツにアクセスして，つらかった記憶に対し，EMDRを用いて処理する。EMDRの一般的なプロトコール通りに行うことも，パルサーを用いた簡易処理を行うこともある。このときも「手伝ってくれる人」と呼びかけると，助けてくれるパーツが必ずいて，たとえば幼い子どものパーツを膝に乗せて一緒にトラウマ処理をしてくれ

るといった手助けをしてくれるものである。最初の回は，この幼い子へのトラウマ処理だけで終わる。

　⑥平和共存の確認

　処理が終わったら，パーツの全員が互いに尊重し合い，記憶をつなぎ合うことを約束し，帰ってくる。

　この簡易法のもう一つのよいところは，短時間にできることである。筆者は現在，多重人格の症例に対して，自我状態療法を心理士に依頼をするのではなく，筆者の一般再来のなかで行っている。10分から15分もあれば一つのセッションができる。

Ⅳ　トラウマ処理を行う順番と治療目標

　最年少のパーツからトラウマ処理を行うのには理由がある。多重人格が生じる病理を思い出してほしい。最年少のパーツとは，その年齢において患者が，統合ができないトラウマ的な事象に遭遇したことを示しており，その時点からの治療が必要になる。各々のトラウマ処理は何度かに分けて行う方が安全である。次回のターゲットは，暴力人格にアクセスすることが多い。その理由は，暴力的なパーツとは，実は患者の守り手であるにもかかわらず，その暴力性のゆえに他のパーツから忌避されていることが多いからである。暴力人格が患者を守ってきたことに対し，全パーツが感謝し，暴力的なパーツが他のパーツとの間に記憶をつなぐことができるようになれば，多重人格の治療は大きく進む。

　ある重症な多重人格の症例で，暴れまくる暴力人格の扱いに非常に悩まされた経験がある。だが最終的には，その人格は，患者が夫をナイフで刺したときに生まれた人格であることが明らかになった。幸いに服が厚く，刃は届かなかったという。そうして事情が明らかになってみると，それま

でこのパーツは患者の夢のなかで真っ黒で，他のパーツと壮絶な殺し合いをしていたはずが，同じく患者の夢のなかで，飲み屋の片隅でひっそりと酒を飲んでいる無口な中年の男性であることが明らかになった。つまりまったく怖い存在ではなくなったのだ。ポールセン（Paulsen, S.）はその著書のなかで，「モンスターはそのコスチュームを脱ぐと，なかから傷ついた子どもが出てくる」(Paulsen, 2009) と記している。本当にその通りなのだ。

全パーツの記憶がつなげられるようになれば，人格の統合は必要ない。皆でわいわいと相談をしながら生きていけばよく，適材適所で各々のパーツが得意とすることに，そのパーツが対処することにより，むしろ高い能力を発揮したりする。ただし筆者の経験では，あまりに主人格から性格の離れたパーツは長続きしない。たとえば，もともとあまり仕事が好きではないのに，仕事をバリバリこなすというパーツが前面に立って仕事ができるのは，せいぜい2～3カ月の期間が限度である。

だが，こうして実際に自我状態療法を行ってみると，この特殊な治療技法が必要なのは3～4セッションであることが多い。後は，「みんなで話し合って決めてね」と患者に任せ，パーツ間で意見の相違とか，トラブルがあったときにだけ，再度，自我状態療法を行って，パーツ間の調整を行うようにしており，またそれで十分である。

V 症例：自我状態療法によって治療を行った解離性障害をもつ20歳台の女性

症例は，公表に関する患者および全パーツの許可を得ているが，匿名性を守るため大幅な改変を行っている。

Lは20歳台女性である。幻聴，醜貌恐怖で通院をしていた。家族状況については，虐待と言わざるを得ない不安定な状況が幼児期から続いてい

た。さらに小学校からいじめ被害があり，小学校高学年から不登校になった。この頃から注察感があり，中1にて児童精神科を受診した。中学生の頃に入院治療を受けたこともあるという。その後，単位制高校に通うが，この頃から悪口の幻聴が著しくなり不登校が再発し，高校は中退した。この時点で転医し，筆者が治療者となった。前医の紹介状では，統合失調症と診断されていたが，初診の診察で自分が醜い顔をしているという醜貌恐怖の存在が明らかになり，これまで処方されていた抗精神病薬の減薬を行った。その結果，Lはバイトで働くことが可能になった。ところが，筆者が治療を開始して1年ほど経た頃，突然に遁走が生じ，この時点で筆者は解離性障害の存在にようやく気づき，自我状態療法を開始した。

　簡易型の自我状態療法を外来で導入すると，悪口を言う同年齢女性のパーツが存在した。エミと命名したが，それ以外にパーツはもう二人いて全部女性とのことである。なんと幻聴とは，このエミの患者への悪口であった。しばらくして，突然にリストカットがあり，高校生年齢の女性パーツであるユリがこの行為をしていたことが明らかになった。Lが中学生年齢頃から自傷があり，ユリが行っていたという。自我状態療法において，全部のパーツに平和共存をお願いした。エミからの悪口は減ったが，エミからは主人格は嫌いだという悪口が続いていた。しかし自傷はその後，生じなくなった。

　ところがこの時点で突然に，再度遁走のエピソードが生じた。確認をすると，友人と遊びに行った帰りに，声をかけてきた男性の家にユリがついていって，多少の性的接触（胸を触るぐらい）をされてエミは逃げてきたという。このエピソードに続けて，中学生のときに，見知らぬ男性に車に連れ込まれて性被害を受けたことを，Lはやっと開示した。性交まで行かなかったが，誰にも話してこなかったという。筆者は，このようなエピソードがあるのではないかと予想していたことを告げ，トラウマ処理をやり直すことを提案し，あらためて全人格の了解を得た。

この性被害に関するトラウマ処理を実施した。さらにイメージのなかで，加害者男性をエミの助けを借りてぼこぼこにしてもらった。ついで汚辱感を扱った。するとここで急に自己イメージの反転が起きた。Ｌは加害者が，「弱い人は犯せない」と述べた記憶が浮かび，「しかし加害者自身が中学生を襲うことしかできない弱い人」と述べ，汚辱感は消えてしまった。

　ついで，エミが危険を伴う行動を繰り返していることを扱った。エミは男を引っかけているときは，男に復讐すると言っているという。このトラウマ処理の過程でのエミの反応に違和感を覚えた筆者は，「ひょっとしてエミさんは女の子が好き」で，さらに「主人格Ｌが好きなのではないか」と確認をすると，エミは肯定した。そこで筆者は，「主人格とエミさんは一心同体の姉妹，互いに尊重しよう。たとえ主人格が他の男性とセックスしていても，エミさんは一番大切な姉妹」と主人格からエミに伝えてもらい，主人格にエミを抱きしめてもらい，そのなかで両側刺激を行った。この処理の間，エミは泣いていたという。

　その後，仕事中に記憶が飛んだことがあったというので，自我状態療法のなかで確認すると，年配の女性ヨシという人格にアクセスし，そう言えばこの人は以前からいたということに，Ｌも筆者も思い当たった。ヨシは，仕事は自分の方がてきぱきできると言うので，仕事の折に，ヨシに「よろしく」と声をかけて仕事を始めることを提案すると，ヨシもそれでよいと回答した。エミは一方で見捨てられるという不安を言っているとのことなので，あらためて主人格にエミを抱きしめてもらいEMDRを行い，さらに，ヨシも加わって３人で手をつないだ状態で，EMDRによる処理を行った。

　日常生活では，悪口の幻聴はなくなった。それと同時に，Ｌは前よりも言いたいことを口に出して言うようになり，穏やかにエミとの統合が進んでいることがうかがえた。

VI　トラウマに蓋をするだけでは治療にならない

　一般の精神科診療のなかで，多重人格には「取り合わない」という治療方法（これを治療というのだろうか？）が，主流になっているように感じる。だがこれは，多重人格成立の過程から見ると，誤った対応と言わざるを得ない。多くの深刻な多重人格の背後には，長年にわたる子ども虐待がある。そのトラウマに蓋をしても蓋をしても，トラウマの記憶は吹き出してくる。精神科医や臨床心理士が，吹き出してくる記憶に取り合わないのは，虐待を受け続けていて，必死に周囲の大人に語っても一顧だにされなかった子ども時代の状況の再現になってしまう。これは深い恨みを患者の側に再度引き起こし，成人の患者においては，次の世代への虐待の連鎖につながっていく。

　解離性障害について評判になった本を読んでも，治療という側面においては，記述された症例を読む限り十全な対応がなされたとは言い難い現状がある。

　多重人格はヒステリーの一種なので，確かに注目をされれば一時的にむしろ悪化をし，また人格の数も増えることがある。これはしかし，すべての葛藤を切り離して処理をするという病理的防衛が身についているからに他ならない。「見て，見て」と観客を求めているのではなく，「傷ついた私を何とかして」という悲鳴である。これは子ども虐待の臨床に従事すると本当によくわかる。子ども虐待を生き延びるために身につけたこの病理に対し，治療者がそれに向き合うのを避けることによって，次の世代に病理の連鎖を送り込む役割を「治療者」が担うことになる。問題は，精神科医があまりに患者の家族にも既往歴にも無関心であることだ。患者がどのように育ってきたのか，また患者の家族に何が起きているのか，把握をした上で対応をしてほしいと切に願う。

付記　愛着の修復に有効な，神田橋條治によるコアラの気功

　ベッドなどに，おんぶ役の人（できるだけ養育者，母親，ケアワーカーなど，夫や妻でもよい）が前に，患者・クライアントが後ろに並んで座る。そしておんぶの姿勢を取り，前の人の背中と後ろの人のお腹を密着させる。その上で，一緒に声を合わせてゼロから現在の年齢までを数える（神田橋・白柳，2018）。

　この方法を実際に行ってみると，愛着の修復にとても有効である。よい効果があれば，1日1回程度，実施してもらう。

あとがき

　この本を出すことになった動機は第5章にすでに記した。トラウマを巡る症例のあまりの多さに反して、その治療が行き渡っておらず、誤診や誤った治療があまりにも多見されるからである。
　安全で有効なトラウマ処理の方法について、筆者はこの数年、試行錯誤を繰り返してきたが、それに加えて、トレーニングや講習などを受けなくても実施可能でさらに安全な方法という、矛盾に満ちた技法を開発せざるを得なくなったのである。
　その結論部分だけ取り出すと、極めて奇異な印象を与えるものになるので、この本では、その安全なトラウマ処理にたどり着くまでの過程もミニマムにではあるが触れた。この部分は、すでにこの領域をよく知っている方にとってはくどいと感じられるかもしれない。その場合には第4章からお読みいただければよい。

　振り返ってみると平成は発達障害の時代であった。
　筆者が約35年前に、愛知県コロニー中央病院において精神科医として働いていた頃、発達障害を専門とする精神科医など全国で十指に満たない数であり、互いに知り合いでなければもぐりで、若い精神科医に筆者は次のような勧誘をしていた。「発達障害の専門家ですと宣言した途端、日本のトップになるという情けない領域ですが（逆に活躍の余地があるので）あなたもやってみませんか」と。
　当時の筆者の自己規定はニッチ産業従事者であった。つまりニードがあることは疑いないが、かなり特殊で、それほど普遍性はない領域と考えていたのである。ところが今日では、隔世の感がある。児童青年精神医学会

や小児精神神経学会など，子どもの精神科領域の学会のみならず，精神神経学会や小児科学会などにおいても発達障害は今やニッチどころではない。メインストリームの地位を占めている。

　平成が終わる。次の時代のテーマは何だろう。
　友人の精神科医に尋ねると，多くの者が依存症ではないかという。
　確かに依存症は，特にゲーム依存症は，次の世代に持ち越された課題である。
　だが筆者は依存症ではないと思う。なぜなら，依存症には発達障害ほどの広がりがないからである。また誤診の要素もそれほどには認められない。
　やはり次の時代のメインテーマはトラウマであろう。その広がり，誤診の多さ，専門家における治療経験の乏しさなど，いずれをとってもかつての発達障害に十分に匹敵する大きなテーマである。そもそもトラウマでなく，依存症という答えが精神科医から出る理由は，彼らにトラウマの治療経験が乏しいからである。
　編集を担当して下さった小寺美都子氏に深謝します。この領域の本の編集となると，だれでも良いというわけにはいかない。前著『発達障害の薬物療法』（2015）でお世話になった小寺氏に編集をお願いさせていただいた。
　このささやかな一冊が，わが国の目を覆うばかりの状況を少しでも改善する手助けになって欲しいと祈るばかりである。

　2018年（平成最後の年）晩秋

杉 山 登 志 郎

文献一覧

American Psychiatric Association (2013) *Diagnostic statistical manual of mental disorders, Fifth edition: DSM-5.* American Psychiatric Publishing.

Biederman, J., Ball, S.W., Monuteaux, M.C., Mick, E., Spencer, T.J., McCreary, M., Cote, M., & Faraone, S.V. (2008) New insights into the comorbidity between ADHD and major depression in adolescent and young adult females. *Journal of American Academy of Child and Adolescent Psychiatry*, 47(4), 426-434.

Brewin, C.R., Cloitre, M., Hyland, P., Shevlin, M., Maercker, A., Bryant, R.A., Humayun, A., Jones, L.M., Kagee, A., Rousseau, C., Somasundaram, D., Suzuki, Y., Wessely, S., van Ommeren, M., & Reed, G.M. (2017) A review of current evidence regarding the ICD-11 proposals for diagnosing PTSD and complex PTSD. *Clinical Psychological Review*, 58, 1-15.

Callahan, R.J. (2001) *Tapping the healer within: Using thought-field therapy to instantly conquer your fears, anxieties, and emotional distress.* McGraw-Hill Education. (穂積由利子訳 (2001) TFT (思考場) 療法入門――タッピングで不安, うつ, 神経症を取り除く. 春秋社)

Foa, E.B., Rothbaum, B.O., & Hembree, E.A. (2007) *Prolonged exposure therapy for PTSD: Emotional processing of traumatic experiences.* Oxford University Press. (金　吉晴・小西聖子監訳 (2009) PTSDの持続エクスポージャー療法――トラウマ体験の情動処理のために. 星和書店)

藤本昌樹 (2018) 心の傷を消す音楽CDブック――聴くだけで不安・心配・悲観がなくなる. マキノ出版.

Fujiwara, T. & Kawachi, I. (2014) Are maternal social networks and perceptions of trust associated with suspected autism spectrum disorder in offspring? A population-based study in Japan. *PLoS One*, 9(7), e101359.

福井義一 (2012) 自我状態療法 (Ego State Therapy) の実際. ブリーフサイコ

セラピー研究, 21(1), 33-42.

Ghaziuddin, M., Ghaziuddin, N., & Greden, J. (2002) Depression in persons with autism: implications for research and clinical care. *Journal of Autism and Developmental Disorders*, 32(4), 299-306.

Gillberg, C., Steffenburg, S., Böjesson, B., Andersson, L. (1987) Infantile autism in children of immigrant parents. A population-based study from Göteborg, Sweden. *British Journal of Psychiatry*, 150, 856-858.

Grand, D. (2013) *Brainspotting: The revolutionary new therapy for rapid and effective change*. Sounds True.（藤本昌樹訳（2017）ブレインスポッティング入門. 星和書店）

Herman, J.L. (1992) *Trauma and recovery*. New York: Basic Books, Harper Collins, Publishers, Inc.（中井久夫訳（1998）心的外傷と回復. みすず書房）

Homma, I. & Akai, L. (2010) Breathing and emotion. In Makinen, A. & Hajek, P. (eds.). *Psychology of happiness*. New York: Nova Science Publishers, pp.179-188.

稲垣 中・稲田俊也（2006）向精神薬の等価換算. 第18回2006年版向精神薬等価換算. 臨床精神薬理, 9, 1443-1447.

亀岡智美（2002）性的虐待とそのケア. 児童青年精神医学とその近接領域, 43(4), 395-404.

上岡陽江・大嶋栄子（2010）その後の不自由──「嵐」のあとを生きる人たち. 医学書院.

神田橋條治（2007）PTSDの治療. 臨床精神医学, 36(4), 417-433.

神田橋條治（2009）難治症例に潜む発達障碍. 臨床精神医学, 38(3), 349-365.

神田橋條治・白柳直子（2018）神田橋條治の精神科診察室. IAP出版.

Kanemura, H., Sano, F., Tando, T., Sugita, K., & Aihara, M. (2013) Efficacy and safety of add-on levetiracetam in refractory childhood epilepsy. *Brain Development*, 35(5), 386-391.

Kapusta, N.D., Mossaheb, N., Etzersdorfer, E., Hlavin, G., Thau, K., Willeit, M., Praschak-Rieder, N., Sonneck, G., & Leithner-Dziubas, K. (2011) Lithium in drinking water and suicide mortality. *British Journal of Psychiatry*, **198**(5), 346-350.

Kawakami, C., Ohnishi, M., Sugiyama, T., Someki, F., Nakamura, K., & Tsujii, M.（2012）The risk factors for criminal behaviour in high-functioning autism spectrum disorders. *Research in Autism Spectrum Disorders*, **6**, 949-957.

幸田有史・華園　力・小倉正義（2015）発達障害で二次障害を負った子への支援：EMDRの役割．EMDR研究，**7**(1): 3-15.

Levine, P.（2010）*In an unspoken voice: How the body releases trauma and restores goodness*. North Atlantic Books.（池島良子・西村もゆ子・福井義一・牧野有可里訳（2016）身体に閉じ込められたトラウマ：ソマティック・エクスペリエンシングによる最新のトラウマ・ケア．星和書店）

McGoron, L., Gleason, M.M., Smyke, A.T., Drury, S.S., Nelson, C.A. 3rd., Gregas, M.C., Fox, N.A., & Zeanah, C.H.（2012）Recovering from early deprivation: attachment mediates effects of caregiving on psychopathology. *Journal of American Academy of Child and Adolescent Psychiatry*, **51**(7), 683-93.

嶺　輝子（2017）ホログラフィートークとトラウマ治療．そだちの科学，**29**, 69-74.

三好　輝（2009）難治例に潜む発達障害．そだちの科学，**13**, 32-37.

森川綾女（2017）つぼトントン．日本文芸社．

西澤　哲（1994）子どもの虐待——子どもと家族への治療的アプローチ．誠信書房．

Ohgami, H., Terao, T., Shiotsuki, I., Ishii, N., & Iwata, N.（2009）Lithium levels in drinking water and risk of suicide. *British Journal of Psychiatry*, **194**(5), 464-465.

Paulsen, S.（2009）*Looking through the eyes of trauma and dissociation*. Booksurge Publication, Charlston.（新井陽子・岡田太陽監修，黒川由美訳（2012）トラウマと解離症状の治療——EMDRを活用した新しい自我状態療法．東京書籍）

Paulsen, S. & Lanius, U.（2009）Toward an embodied self: Integrating EMDR with somatic and ego state interventions. In R. Shapiro (Ed.). *EMDR Solutions II: For depression, eating disorders, performance and more.* New York: W.W. Norton & Colnc Inc, pp.335-388.（大澤智子・菊池安希子訳（2011）エンボディされた自己に向けて——EMDRと身体的介入，自我状態療法の統合〔前編〕．EMDR研究，3(1), 3-18）

Rasooly, R., Hernlem, B., He, X., & Friedman, M. (2013) Non-linear relationships between aflatoxin B_1 levels and the biological response of monkey kidney vero cells. *Toxins (Basel),* **5**(8), 1447-1461.

Rutter, M., Andersen-Wood, L., Beckett, C., Bredenkamp, D., Castle, J., Groothues, C., Kreppner, J., Keaveney, L., Lord, C., & O'Connor, T.G. (1999) Quasi-autistic patterns following severe early global privation. English and Romanian Adoptees (ERA) Study Team. *Journal of Child Psychology and Psychiatry,* **40**(4), 537-549.

Rutter, M., Kreppner, J., Croft, C., Murin, M., Colvert, E., Beckett, C., Castle, J., & Sonuga-Barke, E. (2007) Early adolescent outcomes of institutionally deprived and non-deprived adoptees. III. Quasi-autism. *Journal of Child Psychology and Psychiatry,* **48**(12), 1200-1207.

Schnyder, U., Ehlers, A., Elbert, T., Foa, E.B., Gersons, B.P.R., Resick, P.A., et al. (2015) Psychotherapies for PTSD: What do they have in common? *European Journal of Psychotraumatology,* **6**: 28186.

Shapiro, F. (2001) *Eye movement, desensitization and reprocessing: Basic principles, protocols, and procedures 2nd ed.* New York: Guilford Press.（市井雅哉監訳（2004）EMDR：外傷記憶を処理する心理療法．二瓶社）

Sonuga-Barke, E.J.S., Kennedy, M., Kumsta, R., Knights, N., Golm, D., Rutter, M.L., et al. (2017) Child-to-adult neurodevelopment and mental health trajectories after early life deprivation: the young adult follow-up of the longitudinal English and Romanian Adoptees study. *Lancet,* **389**, 1539-1548.

菅原ますみ・酒井　厚・相澤　仁・松本聡子・戸田まり（2006）子どもの心理的発達と精神的健康度に関する尺度の開発と全国標準値の設定．厚生科学

研究補助金総合研究報告書 要保護児童のための児童自立支援計画ガイドラインの活用評価に関する研究（主任研究者菅原ますみ）．

杉山登志郎（1994）自閉症に見られる特異な記憶想起現象——自閉症の time slip 現象．精神神経学雑誌，96(4), 281-297.

杉山登志郎（2007）子ども虐待という第四の発達障害．学研．

杉山登志郎（2009）子ども虐待への包括的ケア——医療機関を核とした子どもと親への治療．子どもの虐待とネグレクト，11(1), 6-18.

杉山登志郎（2011）タイムスリップ現象再考．精神科治療学，25(12), 1639-1645.

杉山登志郎（2015）発達障害の薬物療法——ASD・ADHD・複雑性 PTSD への少量処方．岩崎学術出版社．

杉山登志郎（2016a）子と親の臨床——そだちの臨床 2．日本評論社．

杉山登志郎（2016b）発達障害とトラウマ 総論．In 杉山登志郎編：発達障害医学の進歩 28．pp.1-14, 診断と治療社．

鈴木善統・杉山登志郎（2014）非行の臨床——幼児期の素行障害．そだちの科学，23, 58-63.

友田明美（2011）いやされない傷——児童虐待と傷ついていく脳．診断と治療社．

友田明美・藤澤玲子（2018）虐待が脳を変える——脳科学者からのメッセージ．新曜社．

van der Kolk, B.（2000）Posttraumatic stress disorder and the nature of trauma. *Dialogues Clinical Neuroscience*, 2(1), 7-22.

van der Kolk, B.（2005）Developmental trauma disorder: Toward a rational diagnosis for children with complex trauma histories. *Psychiatric Annals*, 35(5), 401-408.

van der Kolk, B.（2014）*The body keeps the score: Brain, mind, and body in the healing of trauma*. Penguin Books, London.（柴田裕之訳（2016）身体はトラウマを記憶する——脳・心・体のつながりと回復のための手法．紀伊國屋書店）

Virkud, Y., Todd, R.D., Abbacchi, A.M., Zhang, Y., & Constantino, J.N. (2008) Familial aggregation of quantitative autistic traits in multiplex versus simplex autism. *American Journal of Medical Genetics Part B*, **150B**, 328-334.

vom Saal, F.S., Timms, B.G., Montano, M.M., Palanza, P., Thayer, K.A., Nagel, S.C., Dhar, M.D., Ganjam, V.K., Parmigiani, S., & Welshons, W.V. (1997) Prostate enlargement in mice due to fetal exposure to low doses of estradiol or diethylstilbestrol and opposite effects at high doses. *Proceedings of National Academy of Science of USA*, **94**(5), 2056-2061.

Watkins, J.G. & Watkins, H.H. (1997) *Ego states-theory and therapy*. New York: W.W. Norton & Co Inc.

＊複雑性PTSDへの手動処理の動画へは，QRコード読み取り機能のある携帯電話をお持ちの方は下のQRコードを読み込み，アクセスして下さい。

下記URLからもアクセスできます。
https://www.youtube.com/watch?v=kZ_Atl7BeVw&feature=youtu.be

索引

＊ゴチックは薬。カッコ内は商品名

あ行

愛着障害　12, 13, 16, 21, 38, 40, 44, 63, 71, 86, 87, 95
アトモキセチン（ストラテラ）　26, 27
アリピプラゾール（エビリファイ）　30, 46, 50, 51, 64, 86
アルプラゾラム（ソラナックス）　29, 45
異型連続性（heterotypic continuity）　15, 16, 38, 39
ヴァン・デア・コーク（van der Kolk, B.）　15, 16, 33, 38, 40, 57, 76
うつ病　18, 25-27, 29, 45, 49
塩酸プロメタジン（ピレチア）　51, 52
親子併行治療　18, 26, 28-31, 37, 39, 45, 61-65
オランザピン（ジプレキサ）　86

か行

外傷的絆　67
解離性幻覚　14, 33
解離性障害　7, 14, 16, 18, 102, 103, 105
過覚醒（状態）　5, 72
カルバマゼピン　51
感情および対人関係調整スキルトレーニング–ナラティブ療法（STAIR-NT）　76, 77, 80
神田橋條治　44, 52, 106
神田橋処方　45, 72
甘麦大棗湯　51, 63
漢方薬　36, 44, 45, 47, 51, 52, 64, 65, 67, 72
記念日症候群　67, 92
気分変動　18, 30, 33, 36, 44, 45, 84, 86, 87
グアンファシン塩酸塩（インチュニブ）　28, 87
クエチアピン（セロクエル）　27
桂枝加芍薬湯　30, 51, 52, 64, 86
桂枝加竜骨牡蛎湯　51, 52
健忘　5, 14
広範な自閉症発現型（BAP）　17
子ども虐待　3, 4, 5, 9, 11-20
子どもの強さと困難さ尺度（SDQ）　71, 72

さ行

柴胡桂枝湯　51
左右交互刺激　56
自我状態（ego state）　97-99
自我状態療法　8, 77, 79, 80, 85, 87, 95, 97-99
　―簡易版　99-101
思考場療法（TFT）　30, 60, 77, 81, 134-136
自己価値の障害　33
児童自立支援施設　19, 38, 39, 71
自閉症スペクトラム障害（ASD）　9, 11, 12, 13, 15, 17-25, 31, 36, 39, 45, 46, 56, 57, 62, 66, 68, 71, 88
四物湯　51, 52, 64, 86
シャピロ（Shapiro, F.）　9

十全大補湯　30, 46, 51, 52, 86
小健中湯　46, 51, 52
少量処方　36, 43-53, 65, 67, 72, 84, 86
セルトラリン（ジェイゾロフト）　27
躁うつ病　18, 49, 87
双極Ⅰ型　36, 49, 87
双極Ⅱ型　33, 36, 86, 87
　―類似の気分変動　87
双極性障害　16, 18, 33, 36, 47, 49, 87
素行障害　11, 32
ゾピクロン（アモバン）　30
ソマティック・エクスペリエンシング（SE）　77, 80

た行

第四の発達障害　15-17, 19
他者との関係の障害　33
多重人格　8, 18, 36, 80, 85, 95-97, 99, 101, 105
脱抑制型対人交流障害　13, 20, 21
炭酸リチウム（リーマス）　28, 30, 46, 50, 51, 64, 86
チャンスEMDR　9, 30, 31, 55, 56, 57, 89
注意欠如／多動性障害（ADHD）　11, 13, 15-20, 22-25, 31, 39, 44, 62, 63, 71, 87
治療パッケージ（複雑性PTSD）　84-88
デュロキセチン塩酸塩（サインバルタ）　30
トップダウン方式の治療　76
ドメスティック・バイオレンス（DV）　26, 27, 57, 61, 62, 65
トラウマ処理　8, 56-61, 66, 70, 75-84
　手動による―　88-93
トラゾドン塩酸塩（デジレル）　45

な・は行

難治性の気分変動　49, 50
日内リズム障害　87
認知行動療法　75, 78
　―による遷延曝露法　8, 76
ネグレクト　6, 12, 13, 21, 36
ハイテンション　4
発達精神病理学　15, 38
発達性トラウマ障害　15, 16, 38-42
発達凸凹　17
パーツ（部分人格）　87, 96, 97, 98, 99, 100, 101, 102, 103
ハーマン（Herman, J.）　33
パリペリドン（インウェガ）　27
パルサー　30, 31, 56,-60, 62, 63, 68-70
　傾斜―　62, 64, 69, 70
　ゆっくり―　70
　―による4セット法　58-61, 66
バルプロ酸ナトリウム（デパケン）　29, 30
パロキセチン（パキシル）　29, 30
反抗挑戦障害　4, 11, 62
反応性愛着障害　12, 13, 20
ファモチジン（ガスター）　30
複雑性PTSD（複雑性心的外傷後ストレス障害）　33-37
　―への簡易型処理治療パッケージ　84-88
部分人格→パーツ
フラッシュバック　7, 8, 14, 31, 33, 34, 36, 44, 45, 50, 51, 52, 57-59, 63-66, 68-71, 86, 88, 89, 92

暴言の— 69
フルニトラゼパム（ロヒプノール）
　30, 45, 46
フルボキサミン（ルボックス）　46
ブレインスポッティング　77, 78
ブロチゾラム（レンドルミン）　51,
　52, 86
プロペリシアジン（ニューレプチル）
　51, 52
ベックのうつ病尺度（DBI-II）　72
暴言被曝　15, 69
暴力人格　101
ボディコネクトセラピー　77, 80
ホログラフィートーク　67, 68, 77, 79

ま～わ行

ミアンセリン　51
メチルフェニデート徐放錠（コンサータ）　26, 27
薬理効果　43, 47, 48
　直線モデル　47, 48
　非直線モデル　47, 48
抑肝散　51, 62, 73
抑肝散加陳皮半夏　51, 73
ラメルテオン（ロゼレム）　28, 51, 64,
　86
ラモトリギン　51

リスペリドン（リスパダール）　46,
　50, 51, 86
レボメプロマジン（ヒルナミン）　46,
　51, 52
ロキソプロフェンナトリウム水和物
　（ロキソニン）　30

A～Z

ADHD →注意欠如／多動性障害
ASD →自閉症スペクトラム障害
BEIP 研究　12
DBI-II →ベックのうつ病尺度
DV →ドメスティック・バイオレンス
EMDR（眼球運動による脱感作と再処理治療）　8, 9, 57, 76, 78, 82, 83, 97, 100, 104
　—プロトコール　55, 56,
ERA 研究　12, 13, 20
ICD-11　33, 40
PTSD 評価尺度（IES-R）　72
SDQ →子どもの強さと困難度尺度
SST（ソーシャルスキル・トレーニング）　19, 39
STAIR-NT →感情および対人関係調整スキルトレーニング−ナラティブ療法
TFT →思考場療法

著者紹介

杉山登志郎（すぎやま　としろう）

1951年静岡市生まれ。久留米大学医学部卒。
名古屋大学医学部精神科，愛知県心身障害者コロニー中央病院精神科医長，静岡大学教育学部教授，あいち小児保健医療総合センター保健センター長などを経て，現在は浜松医科大学児童青年期精神医学講座客員教授，福井大学子どものこころの発達研究センター客員教授。
主な著書に『発達障害の豊かな世界』（日本評論社，2000年），『子ども虐待という第四の発達障害』（学習研究社，2007年），『発達障害の子どもたち』（講談社現代新書，2007年），『発達障害のいま』（講談社現代新書，2011年），『基礎講座・自閉症児への教育』（日本評論社，2011年），『発達障害の薬物療法』（岩崎学術出版社，2015年），『子育てで一番大切なこと　愛着形成と発達障害』（講談社現代新書，2018）他多数。

本文イラスト　高嶋良枝

発達性トラウマ障害と複雑性PTSDの治療

2019年1月30日　第1刷発行
2023年6月25日　第10刷発行

著　者　杉　山　登志郎
発行者　柴　田　敏　樹
印刷者　西　澤　道　祐

発行所　株式会社　誠信書房
〒112-0012　東京都文京区大塚3-20-6
電話　03(3946)5666
https://www.seishinshobo.co.jp/

© Toshiro Sugiyama, 2019　　印刷／あづま堂印刷　製本／協栄製本
検印省略　　落丁・乱丁本はお取り替えいたします
ISBN978-4-414-41650-3　C3011　　Printed in Japan

JCOPY ＜出版者著作権管理機構 委託出版物＞
本書の無断複写は著作権法上での例外を除き禁じられています。複写される場合は，そのつど事前に，出版者著作権管理機構（電話 03-5244-5088, FAX 03-5244-5089, e-mail: info@jcopy.or.jp）の許諾を得てください。

子どものトラウマとPTSDの治療
エビデンスとさまざまな現場における実践

亀岡智美・飛鳥井 望 編著

子どものPTSDへの第一選択治療として最も普及しているトラウマフォーカスト認知行動療法。日本におけるその実証と実践の書。

主要目次
- 第Ⅰ部　わが国におけるトラウマ治療とトラウマフォーカスト認知行動療法の国際的発展
- 第1章　わが国におけるトラウマ治療の展開
- 第2章　国際的なトラウマフォーカスト認知行動療法研究
- 第Ⅱ部　トラウマフォーカスト認知行動療法のわが国での展開
- 第3章　トラウマフォーカスト認知行動療法のわが国への導入と効果検証/他
- 第Ⅲ部　さまざまな現場におけるトラウマフォーカスト認知行動療法の実践
- 第6章　犯罪被害とトラウマフォーカスト認知行動療法/他

A5判並製　定価(本体2500円＋税)

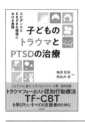

マイ ステップ（CD付き）
性被害を受けた子どもと支援者のための心理教育

野坂祐子・浅野恭子 著

子どもの心理教育用ワークブック（CD-ROMに収録）＋実施マニュアル。心理療法の専門家でなくても、短期間で効果的な支援を行える。

目次
- Ⅰ　理論編
  - 第1章　子どもへの性暴力の理解
  - 第2章　性暴力による影響
  - 第3章　性暴力被害を受けた子どもへの支援
- Ⅱ　実践編
  - STEP1　自己紹介をしよう
  - STEP2　自分のからだは、自分だけの大切なもの
  - STEP3　自分のこころの状態を知ろう
  - STEP4　からだと行動の変化
  - STEP5　自分の考えかたに気づこう
  - STEP6　あなたができること
  - STEP7　これからのわたしのために

B5判並製　定価(本体2600円＋税)

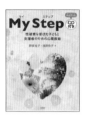

子ども虐待への心理臨床
病的解離・愛着・EMDR・動物介在療法まで

海野千畝子 編著

虐待された様々な子どもに対する愛着をテーマとした心理臨床の取り組みの成功例は、今後の虐待児治療への先駆的で貴重な指針となる。

目次
序文　杉山登志郎
第1章　子ども虐待の包括的治療──あいち小児センターのシステム紹介
第2章　解離性障害の治療──病的解離のアセスメント
第3章　被虐待児の愛着の修復
第4章　性的虐待への対応──施設内虐待の場合
第5章　環境調整──性的虐待対応チームづくりと文化の創造
第6章　トラウマの処理──子どもへのEMDR
第7章　被虐待児童への愛着形成を目的とした動物介在療法（ドッグ・プログラム）

A5判上製　定価(本体3000円+税)

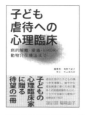

EMDR標準プロトコル実践ガイドブック
臨床家、スーパーバイザー、コンサルタントのために

アンドリュー・リーズ 著
太田茂行・市井雅哉 監訳

日本初のEMDR標準プロトコル完全訳が、教科書とトレーニングだけでは不足がちな理論と実践の詳細を明らかにする。

目次
第Ⅰ部　EMDRセラピーの概念的枠組み
第Ⅱ部　ケースフォーミュレーション、治療計画、EMDR再処理のためのクライエントの準備
第Ⅲ部　PTSDのためのEMDR再処理の標準的手続き段階：第3段階から第8段階までの標準プロトコル
第Ⅳ部　他の障害や場面に対する、研究に支持された標準的EMDRセラピーのプロトコル
第Ⅴ部　専門的能力の開発

B5判並製　定価(本体8500円+税)

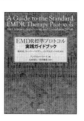

これ、知ってる？
子どものトラウマ、性教育、安全についての治療用カードゲーム［第2版］

著者：Deblinger, E., Neubauer, F., Runyon, M., Baker, D., Sirois-Geddie, A., Marquez, Y. I., & Pollio, E.

日本語版作成：亀岡智美監訳、野坂祐子・高田紗英子訳（兵庫県こころのケアセンター）

［トラウマフォーカスト認知行動療法を開発した Deblinger 博士らによって作成された、はじめての子どものトラウマ治療用カードゲーム。詳細な使用説明書付き。］

この質問形式のカードゲームは、トラウマを受けた子どもと養育者が、トラウマや性教育、安全にまつわるさまざまな問題について学んだり、話し合ったりするために作られたものです。深刻なテーマや複雑な内容も含まれていますが、そうしたことについて正確な知識を得ることで、子どもや家族がエンパワーされたり、問題についてオープンに話し合う力をつけ、自尊心をもてるようになることをめざしています。

140枚ある質問カードは、「性的虐待」「ドメスティック・バイオレンス」「性教育」「いじめ」「インターネット上の安全」「身体的虐待・心理的虐待」等、テーマごとに色分けされています。支援者は、子どもの年齢や体験にあわせて、カードの分野や難易度を選んだり、カードの内容をわかりやすい言葉に置き換えて質問するなどして、幅広い年齢の子どもが、積極的に楽しくゲームに参加し、答えられるように工夫できます。

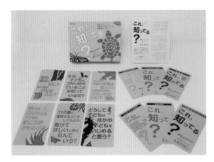

本体 3,600円＋税

製品サイズ：タテ135mm×ヨコ165mm×厚さ27mm
カードサイズ：タテ125mm×ヨコ75mm
カード枚数：140枚

＊書店様でのお取り扱いはございません。発送は原則代金引換郵便となります。
お電話、FAXでも承ります。電話：03-3946-5666　FAX：03-3945-8880